JN027346

医師が教える

一生ものの「食べ方」「食べ方」

子どもの食事

50

の基本

赤坂ファミリークリニック院長
東京大学医学部附属病院 小児科医

伊藤明子

ダイヤモンド社

子どもの カラダ 心 脳 性格 は、食べたもので決まる。これは本当です。

「健康のために、バランスのよい食事を心がけましょう」

これはよく言われることですね。

日本はもちろん、海外の医学的な研究の結果や論文を読んでも、やはりこれは事実です。

「バランスのよい食事なんて、わかっちゃいるけど毎日のことだから難しい」

「理想論を言われても……」

「うちの子は好き嫌いが多いから」

そんな声が聞こえてきそうです。

ここで一度、桶を思い浮かべてみてください。

桶に穴が空いていたり、桶が壊れていたりしたら、
どうでしょう?
水を中に溜めることはできませんよね。
何度水を入れても、結局流れ出てしまいます。

カラダも桶と同じです。

栄養バランスのよい食事ができていると、きれいな桶ができます。

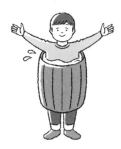

でも偏った食事が続くと、桶が不揃いになり、水漏れを起こします。

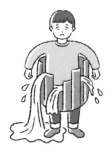

この状態では、いくらカラダによいものを食べても、その効果は弱くなります。これはあまりにも、もったいない話です。

一方、バランスのよい食事をしている子どもは、深くて丈夫な桶をもち、いろいろなものを受け止められる子になります。

たしかに、食事を変えたからといって、明日からすぐに何かが変わるわけではありません。

でも確実に子どもの未来が変わることは、覚えておいてほしいと思います。

はじめに

　小児科医の伊藤明子と申します。

　2017年に赤坂ファミリークリニックを開業し、子どもから大人まで多くの患者さんを診ながら、東京大学医学部附属病院の小児科でも外来を担当しています。

　前ページの「子どものカラダ、心、脳、性格は、食べたもので決まる。これは本当です」を読んで、驚きましたか？ それとも「やっぱりね！」と思われたでしょうか？ なかには「言いすぎじゃない？」と半信半疑の方もいるでしょう。

　なぜこの本で「食が大切」だとお伝えするのか。ここではまた少し違う角度からお話ししたいと思います。

　私たちは、両親から引き継いだ遺伝情報に加えて、「空気」「水」「環境」、そして「食べ物」から作られています。ここでいう「環境」は、暮らす場所の気候や政治、文化、歴史、宗教、経済、家庭などの「環境」です。

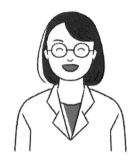

　呼吸するための「空気」を、自分で選ぶことは難しいですね。

「水」の質をコントロールすることも、容易ではありません。

「環境」は変えられないこともないですが、今からすぐに違う環境
を選ぶことは難しそうです。

　でも、「食べ物」に関しては、選ぶことができます。

　食材を、青果店で買うのか、スーパーで買うのか、コンビニで買
うのか、ネットで買うのか。

　甘いものが欲しいとき、ドーナツを選ぶのか、りんごを選ぶのか。

　調理法は、揚げるのか、焼くのか、蒸すのか。

　このように、常に選択肢は複数あり、どれを選ぶかは自由。主導
権は私たち親、保護者にあるのです。子どもは健康的な食の情報を
まだ十分にもっていないので、的確に選ぶことはできません。親が
主導権を取ることが大事だと考えます。

　ここで大きな問題が１つあります。

　選べるからこそ、巷にたくさんあふれている情報のなかでどれを

選んでよいか迷ってしまう、あるいは偏った情報に沿っていってしまう危険があることです。

　ネットで「子ども　食事　健康」と検索すれば、膨大な記事がヒットします。口コミも、人によって言うことが異なります。また、時代遅れの情報がずっと信じられていることもたくさんあります。

　私は医師になる前は通訳として活動していたこともあり、海外の医学分野の研究、論文のチェックは、日々欠かしません。おかげで、医学的根拠に基づく子どもの食について、最新の情報にアクセスし把握することができます。
　世の中には玉石混交の食情報が入り乱れています。海外よりも情報が少ないと感じることもありますし、日本のほうが他国に比べて優れている点ももちろんあります。

　ですからこの本では医学的な根拠情報をもとに、子どもの食に関する大事なことを50に分けて、解説しています。医学的な根拠情

報と聞くと身構えるかもしれませんが、基本的には取り入れやすい
ことばかり。順番は関係ありません。「これならできそう！」と思う
ものから始めてみてください。

　また「食」以外にも、食事の時間、睡眠時間、運動、ストレス管理、
環境管理などトータルアプローチが必要であることも一緒にお伝え
しています。食だけの、１つのアプローチでは健康を作ることはで
きません。
　こういったアプローチを「トータル・ヘルス・プロモーション」
といいます。そのあたりもぜひ楽しく取り入れてみてください。

「何をどう食べるか」で、
　子どもたちのカラダ、心、脳の状態、性格は変わります。
　そして、生きる力につながります。
　今日から、できるだけ悩まずに、ベターな選択ができますように。

CONTENTS

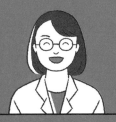

子 ど も の 食 事

10の

超 基 本

01 毎朝、卵を1個食べる

➡ 効率的にたんぱく質が摂れる

※食物アレルギーのある方は必ず医師に相談してください。

🔍 データ・事実

◆ 卵は良質なたんぱく質を含んでいる。

◆ 朝食にたんぱく質をしっかり摂ると、
周りの人にやさしくなれるという研究がある。

🍴 こうして食べる

◆ 調理法は、ゆで卵が一番おすすめ
（糖化 94ページ参照 が少ない調理法）。

◆ 卵の独特な硫黄のにおいが苦手な子には、
オムレツにしてケチャップ少量、またはゆで卵にして
マヨネーズとケチャップを少し混ぜたオーロラソース
などでにおいを消す。

卵はどうして体にいいの？

「卵を食べすぎるとコレステロール量が増える」というイメージが強く、いまだに卵は控えたほうがいいと思っている方がいます。

しかしこれは誤解です。食品に含まれるコレステロール量が血液でのコレステロールに影響しないという研究結果が相次ぎ、**卵の制限はしなくてよいと発表されています**（2015年）[1]。

卵は良質なたんぱく源なので毎日1〜2個食べるのがおすすめです。

人間に必要なたんぱく質は20種類のアミノ酸から構成されており、卵はその**20種類のアミノ酸すべてをバランスよく含みます**。体内で作ることができない9つのアミノ酸（イラスト参照）を効率よく摂れる、とても優秀な食材です。

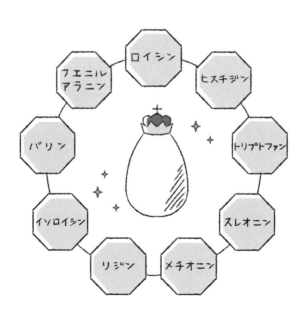

どうして朝食に卵を食べるといいの？

1995年の研究で、たんぱく質をしっかり摂った人と摂らなかった人を比較したところ、「たんぱく質を摂らなかった人の攻撃性が増した」という結果が出ています[2]。

また2017年の研究では、朝食にたんぱく質をしっかり摂った人と摂らなかった人では、「しっかり摂った人は、周囲の人をより受け入れることができた」という結果が出ています[3]。

つまり、**周りの人にやさしく接することができた**ということです。

ですから朝食のメニューには、ぜひたんぱく質を取り入れてください。おだやかに1日を過ごせるようになります。たんぱく質のなかでも卵は取り入れやすいのでおすすめですよ。調理法はゆで卵がよいでしょう。

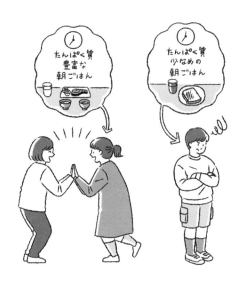

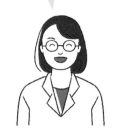

19ページで紹介する
ビタミンDも
含んでいます

朝、昼、晩にたんぱく質を

　たんぱく質は、筋肉や骨、皮膚のもとになるだけではありません。ウイルスや菌などに感染したときに働く抗体やホルモン、幸せホルモンのセロトニンをはじめとする、脳内ホルモン(神経伝達物質)のもとにもなる大切な栄養素です。

　しかし摂取したらすぐに代謝(化学反応で別のものに変化すること)されるので、**たんぱく質は体の中に貯めておくことができません**。ですから毎食、たんぱく質を含む食事を心がけてほしいところです。

　クリニックの診察室でお話を聞いていると、ほとんどの子どもがたんぱく質を摂っているのは「給食」、もしくは「夕食」。「朝食」にたんぱく質を摂っている子は少数です。焼き鮭や豆腐のみそ汁を朝食の献立に加えてみてください。

　朝食、昼食、夕食、それぞれでたんぱく質の摂取を心がけましょう。毎食、手のひら(指の先まで)1杯分のたんぱく質食材を食べることをおすすめします[*4]。

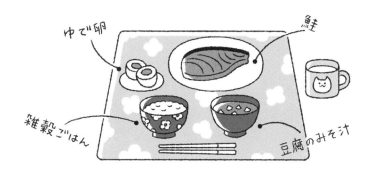

ゆで卵

鮭

雑穀ごはん

豆腐のみそ汁

02 鮭、いわしで ビタミンD活

➡ ビタミンDで免疫力と脳機能がアップ

※食物アレルギーのある方は必ず医師に相談してください。

🔍 データ・事実

◆ ビタミンDは日本人の大半が不足している。

◆ ビタミンD不足で、骨がゆがむ病気（くる病）の子どもが約4倍増加（2009〜2014年）。

◆ ビタミンD不足で、感染症の発症リスクは3倍以上。

◆ ビタミンDは、脳機能やうつとも関連している。

◆ 鮭、サーモン、いわしはビタミンDを豊富に含む。

🍴 こうして食べる

◆ 鮭、サーモン、いわしを1食につき100g以上、週に3〜4回食べる。

◆ 動物性のビタミンDは吸収率が高い。

ビタミンDが不足すると何が起きるの?

ビタミンDは鮭、サーモン、いわし等に豊富に含まれ、以前から「骨に必要なビタミン」として知られています。しかし、日本人(だけではありませんが)のほとんどがビタミンD不足です[5]。

子どものときにビタミンDが欠乏すると、
- 脚の骨がO脚にゆがむ
- 頭の骨がやわらかいままになる
- ろっ骨が飛び出る

などの症状が起きます。

私が行った研究で、2009～2014年までの期間にビタミンDの欠乏で骨がゆがむ「くる病」と診断された子どもの数が、約4倍に増えたことがわかりました[6]。
これは、
- 親が食物アレルギーを過度に恐れ、離乳食でビタミンDを含む卵や魚などの導入が遅れた子どもが多かった
- 日光不足の子どもが増えた

ことが要因と考えられました。

人間が必要とするビタミンDの約8割は、太陽が皮膚に直接あたることで作られます。しかし近年、日本は日焼けを極端に避ける人が増えています[7]。日傘や日焼け止めクリームなどを利用した完璧な紫外線対策で、ビタミンDを作る機会が減ったことも日本人のビタミンD不足の要因と考えられています。

かといって、日光に積極的にあたることは皮膚がん、シミやしわの原因になることから、強くはすすめられません。

　卵はできる限り毎日食べるとして 14～17ページ参照 、鮭、サーモン、いわしのいずれかを1日おきに1回あたり約100g食べるのが理想です。

ビタミンＤは脳にも関係している

　脳が発達する時期(胎内にいるとき～0歳)にビタミンＤが欠乏していると、**自閉症や発達障害になりやすい**ことが複数の研究で示されています[8,9]。

　大人では血中のビタミンＤ濃度が低いと**アルツハイマー型認知症に3倍もなりやすい**という研究結果もあります[10]。また、**うつになりやすい**というデータもあります[11]。

　脳にはビタミンＤのリセプター(細胞の表面にあるアンテナのようなもの)があることがわかっています。リセプターがあるところでだけ、その成分は作用します。つまり、ビタミンＤは脳の細胞に直接作用する、とても大切な栄養素なのです。

きのこに含まれる
ビタミンＤはわずかです。
きのこだけでは
足りないので
注意しましょう

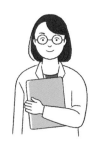

ビタミンＤが不足していると感染に弱くなる？

　ビタミンＤは免疫にも深く関与しています。そのため、ビタミンＤが不足していると感染症、アレルギーになりやすく、がんにもなりやすいことが研究で示されています[12~15]。

　可能なら、血液検査でお子さんの血中ビタミンＤの値を調べてみましょう。

そんなに魚を食べるのは無理…
と思ったら

　食べ物だけで十分な量のビタミンＤを摂取することは、難しい方も多いと思います。魚が苦手なお子さんもいますしね。

　そんな場合はサプリメントの活用をおすすめします。

　乳幼児でも飲める、安全な液体のビタミンＤがサプリメントとして存在します。４歳以上なら問題なく飲める、小さい錠剤タイプもあります。

　ビタミンＤは食べ物からだけではなかなか十分な量を摂取することができませんが、サプリメントを毎日摂ることで改善していきます。

　ただし、信頼できるサプリメントを検討しましょう。ネット販売のサプリメントは粗悪品も多く、誰も品質を保証してくれないのでおすすめしません。医師に相談してみましょう。

03 肉と野菜で 鉄を摂る

➡ 組み合わせることで、吸収率の低い鉄を効果的に摂取

※食物アレルギーのある方は必ず医師に相談してください。

🔍 データ・事実

◆ **日本は貧血大国**。ほかの国と比べても低い数値。

◆ 鉄は、体はもちろん、**脳機能にも必須の**ミネラルの1つ。

◆ 貧血だと**キズが治りにくい**。

🍴 こうして食べる

◆ 動物性の鉄（肉など）と、植物性の鉄（野菜など）を組み合わせると吸収率が上がる。

◆ 鉄は乳製品と一緒に摂らない。

◆ 鉄はお茶、コーヒーと一緒に摂らない。

◆ いわし、あさり、しじみ、あおのりなどを食べる（ひじきはヒ素を含むので要注意[16,17]。週に1回程度が目安）。

日本は世界トップクラスの貧血大国

　世界のなかでも日本は、鉄が不足している貧血の人が多い国です。とくに、日本人女性の鉄の摂取量は年々減少傾向にあり、1日7.6mg。米国の成人女性の平均鉄摂取量は1日18.9mgです[18]。

　これは日本の女性のやせ志向が強いことが原因の1つと考えられています。鉄は肉・魚に多く含まれますが、やせたくてダイエットするなかで、肉や魚など動物性のたんぱく質を十分に摂らなくなったのでしょう。これは子どもにも同じ傾向が見られます。

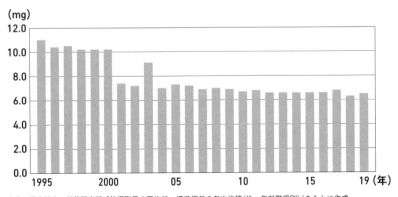

7〜14歳の1日の鉄の摂取量

出典：国立健康・栄養研究所「鉄摂取量の平均値・標準偏差の年次推移（性・年齢階級別）」をもとに作成

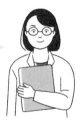

子どもも大人も
鉄が足りていません

鉄が不足するとどうなるの？

鉄はカラダに必要なミネラルです。不足すると、疲れやすい、めまいがする、朝なかなか起きられない、息切れするなどの貧血症状が現れます。それらの症状が出て初めて貧血に気づくことが多いのですが、**体の症状として現れる前から、記憶力や情報処理速度の低下、いらだち、気力の低下など、脳機能に影響が出ている**ことがわかっています[18]。

お子さんがぼーっとしている、無気力の状態が続く、イライラしているなどの場合、鉄の不足を疑ってみてもいいかもしれません。

動物性 ＋ 植物性のセットが大事

小松菜やほうれん草などの植物性の食材にも、鉄を含むものはあります。しかし、**動物性(肉など)と植物性(野菜など)の鉄を一緒に摂らないと吸収率が下がります。**また、動物性の鉄(ヘム鉄)の体内への吸収率が20％程度であるのに対し、植物性の鉄(非ヘム鉄)は2～5％です。肉と野菜を同時に摂取する必要があります。

ここでいう吸収率とは、生体で吸収される量です。つまり、**油で炒めたほうれん草100g中に鉄は1.2mg含まれていますが、その約1％だけが体内に吸収される**ということです(一緒に牛乳を飲んでいないなど、諸条件がそろった場合)。含まれる鉄のすべてを吸収できるわけではないことを、知っておきましょう。

鉄分の吸収率の比較

食品	吸収率
豚レバー	13%
牛レバー	13%
まいわし	11%
獣鳥肉	23%
魚肉	8%
野菜	1〜4%
ほうれん草	1%

出典：日本鉄バイオサイエンス学会

貧血だとケガの治りが遅くなる

　皮膚の再生には、たんぱく質、ビタミン、ミネラルが必須です。ミネラルの1つである鉄が不足していると、キズの治りが遅くなります[19]。

　体内の鉄の状況は、血液検査ですぐにわかります。鉄と聞いてすぐに思い浮かぶHb(ヘモグロビン)は、赤血球中の「ヘモグロビン」というたんぱく質と鉄が結合したものの量を表しています。血液検査ではヘモグロビンだけでなく、フェリチン(貯蔵鉄)も診てもらえるとよいでしょう。**鉄が不足するときは、まずフェリチンから少なくなります。**つまり、ヘモグロビン値が正常でも、貯蔵した鉄が少ないことがあります[20]。

04 毎日、すりゴマを大さじ1杯

➡ 免疫を強化できる

※食物アレルギーのある方は必ず医師に相談してください。

🔍 データ・事実

◆ ゴマには、日本人に不足している**カルシウム、亜鉛、鉄が豊富に含まれる**。

◆ ゴマに含まれるセサミンは**抗酸化力が高く、**脳、皮膚のほか、**全身に有用である**。

◆ 毎日、すりゴマを摂取することで**腸内環境が改善する**。

🍴 こうして食べる

◆ 1日に大さじ1〜2杯のすりゴマを摂る。

◆ そのままのゴマは消化吸収されにくいので、すりゴマがおすすめ。

どうしてすりゴマがいいの？

　日本人は平均してカルシウム、亜鉛が不足しています[21]。

　カルシウムは骨と歯だけでなく、全身に必要なミネラルです。

　亜鉛は免疫を強化する働きがあり、新型コロナウイルス感染症の蔓延で世界的に注目されたミネラルです。

　残念ながらどちらも多くの人が不足しています。この**カルシウムと亜鉛を豊富に含むのが、すりゴマです。**

　亜鉛が不足すると味覚障害、嗅覚障害が起きやすい[22]ことも研究で示されています。また、**亜鉛は情緒・メンタル面でも重要な役割**[23]を果たします。情緒面や心の悩みのある子ども（大人も）の血液を検査すると、亜鉛不足の結果が出ることも多いです。その場合、しっかり亜鉛を補うことで、改善することが多数の研究で示されています。実際、私のクリニックでも血液検査後に、亜鉛を処方しています。

　ちなみに「情緒」と「メンタル」の用語は次のように使い分けています。ご参考までに。

- ●情緒 ＝ 脳の原始的、本能的な感情。症状としては不安、怒り、恐怖など
- ●メンタル ＝ 精神面。症状としては気分の落ち込み、不眠、集中力の欠如など

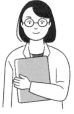

ゴマアレルギーの方、
意外にいます！
気になる場合は、
検査を受けてみましょう

ゴマは脳にもいい?

セサミンはゴマに含まれる栄養素で、抗酸化力がとても高いことで知られています。抗酸化力とは、炎症を抑え、病気のなりやすさと老化を抑える力のこと。ですから高齢者の関節や脳によいだけでなく、**子どもの脳機能、免疫強化、皮膚の健康など、全身に役立ちます**[24,25]。

毎日大さじ1〜2杯のすりゴマで
おなかも元気に

ゴマは食物繊維もたっぷり含み、かつ微量栄養素(微量ながらも、カラダの機能を維持するために必要な栄養素のこと)も豊富なので、腸活67〜70ページ参照にも最適の食材です。

そのままのゴマよりも、すりゴマのほうが吸収率が高く、腸粘膜からの微量栄養素の吸収も高まります。**毎日大さじ1〜2杯の摂取**を目指しましょう。

ゴマに含まれる亜鉛は、緑茶やコーヒー、穀類・豆類と同時に摂ると、吸収率が下がってしまうことがわかっています。ただ、吸収阻害を気にしすぎると献立が難しくなることもありますね。**亜鉛はそもそも吸収率が低めのミネラル**なので、ゴマだけでなく、牡蠣、かつお(かつお節)など、亜鉛リッチな食品を意識してたっぷり食べることをおすすめします。

すりゴマは大さじ2杯でエネルギーが約98kcal。これはごはん半膳ほどに相当するので、1日に大さじ2杯程度までにとどめましょう。

05 米を炊くときは、雑穀を混ぜる

➡ 白米、玄米よりも食物繊維が豊富

🔍 データ・事実

◆ 雑穀とは、きび、あわ、ひえなどのこと。

◆ 雑穀には、食物繊維が豊富に含まれていて、玄米よりもおすすめ。

◆ 食物繊維は、日本人のほぼすべての年齢層で不足している。

◆ 食物繊維は、免疫のために重要な役割を果たす。

🍴 こうして食べる

◆ 全粒雑穀（もち麦、キヌア、アマランサス、きび、あわ、ひえ、オートミール等）を白米に混ぜて炊くだけでOK。

◆ スーパーなどで販売されているパック入りの雑穀を活用するとラク。

どうして雑穀を食べたほうがいいの？

白米の食物繊維は1.5g（炊いたごはん100gあたり）です。一方雑穀の一種であるあわ、ひえ、あずきは、

- ●あわの食物繊維　　3.3g
- ●ひえの食物繊維　　4.3g
- ●あずき（全粒）の食物繊維　　12.1g

と白米よりも豊富です[26]。

食物繊維が豊富な雑穀を、米に混ぜて食べることをおすすめします。

「健康によい米」と聞くと玄米をイメージする人は多いでしょう。玄米は白米よりもミネラルは多く含まれますが、食物繊維の量は変わりません。ヒ素や農薬が残っていることも多いので、玄米のみで食べるよりも、雑穀を白米に混ぜて食べるほうがよさそうです。

プラスワン

買い求めやすいパック商品でOK

「十六穀」という言葉を聞いたことはありませんか？

これは大麦、きび、あわ、ひえ、キヌア、アマランサスなどの穀類と豆類、合わせて16種類が入っているもの。小分けパックになった商品がスーパーで手軽に手に入ります。ネットやお店によっては「三十穀」などもあります。

入手しやすさ、予算などお好みで選んでくださいね。

食物繊維は子どもも大人も不足中！

　日本人の食品・栄養摂取のデータによると、子どもから高齢者まで、ほぼすべての年齢層で食物繊維の摂取量が、国が推奨する量に足りていません[27]。これは、食の欧米化と加工食品が増えたことで、日常の食卓から食物繊維を含む食材が減ってしまったことが背景にあります。

　のりなどの海藻類、根菜の煮ものといった一汁三菜風をイメージして、小鉢のおかずをプラスすることをおすすめします。

一生懸命ヨーグルトを食べる前に大事なこと

　免疫力アップや便秘対策のために、腸活としてヨーグルトや乳酸菌飲料、乳酸菌食品で善玉菌を摂る人が増えています。

　しかし、**せっかくおなかに入れた善玉菌も、いわば善玉菌のエサである食物繊維がなければ、意味がありません。**エサがない状態だと、善玉菌たちが腸で活躍することなく枯渇してしまうのです。

　ですから、**まずは食物繊維をしっかり摂ること。**すると善玉菌が活性化し、善玉菌が作る短鎖脂肪酸という物質が増えます。この短鎖脂肪酸のおかげで、私たちの腸の蠕動運動が活発になり、腸の粘膜から鉄やカルシウムなども吸収されるのです[28]。

水溶性食物繊維って何？

食物繊維はとても重要なので、もう少し解説を続けますね。

食物繊維は、

●不溶性食物繊維

●水溶性食物繊維

の2つに分けられます。

　不溶性食物繊維は、その名のとおり溶けずに、そのままの状態で腸内を移動する食物繊維です。

　水溶性食物繊維は、水に溶ける性質があり、粘質で糖や脂肪を吸着する性質をもちます。そして腸内で善玉菌のエサになるので、その重要性が近年、活発に研究されています。腸内細菌によって発酵するので、発酵性食物繊維とも呼ばれています。

　大麦や小麦を粉末にしたあとに残った皮（ブラン）67〜69ページ参照などもおすすめです。

不溶性食物繊維は
こんにゃく、きな粉、ナッツ類などに
多く含まれています。
水溶性食物繊維は
大麦、オートミール、くだもの、
海藻などに多く含まれます

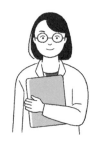

06 マーガリン、バターは、オリーブオイルに

➡ 体によくないオイルから、
体によいオイルに置き換え

🔍 データ・事実

◆ ラード、バターは **体によくない飽和脂肪酸**。

◆ オリーブオイルは **体によい不飽和脂肪酸**。

◆ マーガリンは血管、臓器を傷つける。

◆ 高脂肪食を続けると、寿命が短くなる。
子どものときから控えめに。

🍴 こうして食べる

◆ オリーブオイルは加熱調理もOK。

◆ 揚げ物は月に1〜2回。

◆ バターは風味程度に使用。

どうしてマーガリン、バターは体によくないの？

常温で固体の脂肪(バターやラード)と、常温で液体の油(サラダ油など)を合わせて油脂といいます。

油脂は、

- ●健康を損なう飽和脂肪酸
- ●炎症を抑える働きをもつ不飽和脂肪酸

の２つに分けられます。

飽和脂肪酸は、バターやラードのように一般に常温では固体で、乳製品や肉の脂です。

マーガリンは製造工程のなかで水素添加というプロセスがあり、その水素が私たちの体に入ると、とても強い**炎症反応**を起こす「フリーラジカル」になって、血管や臓器を傷つけてしまいます。

バターは風味がとてもよいですが、摂りすぎるとLDLコレステロール(悪玉コレステロール)を増やしてしまい、動脈硬化のもとになります。心臓や脳の血管が詰まったり、破裂したりするリスクが上がります。

ラードは食材がカラッと揚がっておいしく感じますが、体には悪い脂です。

油脂の種類

脂肪酸	
〈不飽和脂肪酸〉	〈飽和脂肪酸〉
・常温では液体 ・オリーブオイルやごま油など	・常温では固体 ・バターやラードなど

どうしてオリーブオイルは体にいいの？

　植物油は体によい不飽和脂肪酸が多く、とくに良質なオリーブオイルには豊富に含まれています。オイルは加熱すると酸化する特徴がありますが、**良質なオリーブオイルは加熱しても酸化しづらい**です。

　ただオイルは1gあたり9kcalと高カロリーで、大さじ1杯(重さ約13g)で約120kcalにもなります。**摂りすぎると体内に蓄積する**ので注意しましょう。

脂っこい食事で寿命が短くなる？

　脂肪の多い食事をしている人は、早死にするというデータがあります[*29]。昭和の食卓に比べると、現代の食事は全体的に高脂肪になってきています。から揚げなどの揚げ物を食べる回数は少なめにしましょう。

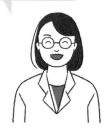

揚げ物に関しては
93〜94ページでも
詳しく説明しています！

07 バナナ、キウイフルーツを朝食に

➡ カサのあるバナナ、すっぱめのキウイフルーツで腸活する

🔍 データ・事実

◆ くだものには果糖という糖が多く含まれている。

◆ 甘いくだものは摂りすぎると、中性脂肪が増える。

🍴 こうして食べる

◆ くだものは朝食に取り入れると、
よい栄養素を1日のなかで活用できる。

◆ 酸っぱめのくだものを選ぶ。

◆ 甘いくだものを食べるなら、日中の間食にする。

くだものには糖がいっぱい?

くだものにはビタミン、ミネラル、食物繊維が含まれるのでカラダによい食材ではありますが、果糖という糖が含まれています。

果糖を摂りすぎると、中性脂肪が増えて脂肪肝になりやすくなることが研究でわかっています[30]。脂肪肝は肝臓の機能が落ちて、やがて肝臓がんにも進む状態です[31]。小学生の子どもでも、最近は脂肪肝が増えています。また、果糖は糖尿病のリスクも上げてしまいます[32]。

どうしてくだものは朝に食べるといいの?

くだものは朝食に食べるのが一番です。1日のエネルギー源として、しっかり活用できます。

おすすめの1つはバナナ。甘すぎず、ある程度の重量があるバナナは、朝食に摂ることで腸の活動を高めてお通じを促します。

もう1つはキウイフルーツ。キウイフルーツに含まれる水溶性食物繊維で腸内環境が改善し、酪酸(らくさん)という、免疫調整・抗酸化作用など私たちの健康維持に欠かせない短鎖脂肪酸(たんさしぼうさん)が増えたという研究があります[33]。

大事なのは、甘すぎないくだものを朝に摂ること。バナナは比較的甘いですが、実際にバナナを摂取した研究では便秘改善、肥満改善、高血圧の改善などの結果が出ています[34,35]。プラム、ソルダムや抗酸化力がとても高いラズベリー、ブラックベリー、ブルーベリーなどもおすすめです。これらのベリー類は日本では値段が高くあまり手軽に入手できませんが、特別なときにはぜひ選んでみてください。

08 白砂糖は、てんさい糖か、きび砂糖に換える

➡ 少しでもミネラルが摂れる糖に置き換え

🔍 データ・事実

◆ 白砂糖、上白糖は精製されているので単純に甘いだけ。

◆ きび砂糖、てんさい糖は、ビタミン、ミネラルを含み、てんさい糖にはオリゴ糖も含まれる。

◆ 黒糖が最もミネラルを含む。

◆ 体によいと思われがちな三温糖は、色が茶色いだけ。

🍴 こうして食べる

◆ きび砂糖、てんさい糖はクセが強くないので白砂糖と同様に、煮物などの甘味付けに使える。

◆ 黒糖はヨーグルトに少しかける、あるいは豚肉の煮物を作るといったときに使える。

白い砂糖はカラダに悪いの？

　白砂糖はカラダに毒というわけではありませんが、精製してあるので純粋な甘味しか得られません。ビタミン、ミネラルなどの栄養素は含まれないのです。

　一方、きび砂糖やてんさい糖は白砂糖よりもカロリーが若干低く、少量ながらビタミン、ミネラルを含みます。

　とくにてんさい糖は「てんさい」と呼ばれるかぶのような植物から作られる糖で、カリウムやマグネシウムなどのミネラルと、食物繊維の仲間であるオリゴ糖も含みます。

　黒糖はサトウキビの搾り汁を煮詰めて冷やし固めたもので、カリウムやカルシウムなどのミネラルが豊富です。味にクセがあるので、ヨーグルトに少しかける、豚の角煮などで臭みを取りたいといったときなどに重宝します。

　ほかに、メープルシロップを顆粒にしたメープルシュガーや、和三盆も精製糖ではないのでミネラルが含まれます。ややお値段が張るので、特別なスイーツ作りのときなどにはいいかもしれません。

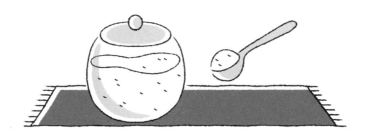

三温糖は茶色いからヘルシーとは限らない？

　煮ものや照り焼きに使われることの多い、茶色い三温糖。その色から「白砂糖よりヘルシー」と思って、利用する方を見かけます。しかし、三温糖の茶色はキャラメル色素によるものです。白砂糖と同じ精製糖なので、ミネラルやオリゴ糖などは含まれません。

プラスワン

食品のGI値

　低GI食品という言葉を聞いたことがありますか？　チョコレートやスナック菓子などでも低GIの商品が発売されています。このGIはグリセミック・インデックス（Glycemic Index）の略で、糖質がブドウ糖に消化吸収されるときの血糖値が上昇する度合いを表す数値です。

　GI値が高い食べ物を摂ると、血糖値が急上昇します。そうならないために、低GIが注目されているのです。

　GI値の例を見てみましょう。農作物などは、生育の状況によっても数値が異なるので、目安として見てください。

100	ブドウ糖
80～89	フランスパン、ベイクドポテト
70～79	食パン（精白粉）、マッシュポテト、にんじん、かぼちゃ
60～69	炊いた白米、全粒粉パン、アイスクリーム、ショ糖
50～59	玄米、ゆでたスパゲッティ、ゆでたポテト、バナナ
40～49	ライ麦パン、オレンジ、ぶどう、オレンジジュース
30～39	ヨーグルト飲料（加糖）、りんご、梨
20～29	牛乳（脂肪分3％）、ヨーグルト（無糖）
10～19	ピーナッツ

「Glycemic Index」（シドニー大学）資料を参考に作成
出典：関根里恵「糖尿病における栄養食事療法」心身医学. 2019;59(4):358-362. をもとに作成

09 しらす干し、ちりめんじゃこを大さじ2杯

➡ **カルシウムとビタミンDを同時に摂れる**

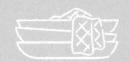

※食物アレルギーのある方は必ず医師に相談してください。

🔍 データ・事実

◆ 日本人は**カルシウムが不足している**。

◆ カルシウムを摂取しても、**ビタミンDが不足していると意味がない**。

◆ しらす干し、ちりめんじゃこ、小女子（こうなご）、田作りは、カルシウムとビタミンDの**両方を含む効率的な食材**。

🍴 こうして食べる

◆ 可能なら、毎日食べたい。

◆ しらす干しは湯にくぐらせ塩抜きすれば、離乳食にも使える。

どうしてしらす干し、ちりめんじゃこを 食べるといいの?

　釜揚げしらす、しらす干しに使われるしらすは、かたくちいわし・まいわしの幼魚です。ちりめんじゃこは、数種類のいわしの仲間の幼魚が混ざった雑魚(いろいろな魚)をちりめんという布のように乾燥させたものです。**どちらもカルシウムとビタミンDが豊富**に含まれます。ぜひ毎日食べてほしい食材です。

　このほかにも小女子、田作り(かたくちいわしの幼魚の乾燥品)にもカルシウムとビタミンDが含まれるのでおすすめです。

　次の表は、しらす干しなどに含まれるカルシウムとビタミンDの量を示しています。

カルシウムとビタミンD　含有量の比較

	カルシウム 重さ10gあたり	ビタミンD 重さ10gあたり	重量の目安
釜揚げしらす	19 mg	0.42 µg	大さじ1＝約10g
しらす干し(微乾燥)	28 mg	1.2 µg	大さじ1＝約6g
しらす干し(半乾燥)	52 mg	6.1 µg	大さじ1＝約4g

出典：女子栄養大学出版部『八訂食品成分表』をもとに作成

カルシウムはビタミンＤと一緒に摂ろう

　じつはビタミンＤがないとカルシウムを摂ってもほぼ活用できません。ですから、ビタミンＤとカルシウムの両方を含む、しらす干し、ちりめんじゃこは素晴らしい食材なのです。

　量は、毎日大さじ2杯程度を食べるのがおすすめです。

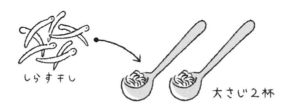

日本人はカルシウム不足

　日本のほとんどの人がカルシウム不足、あるいは病的に欠乏しています。日本人の7～14歳が摂取できているカルシウムの量は、1日あたり600mgです(国民健康・栄養調査、2019年、中央値)。

　一方、厚生労働省が掲げているカルシウムの摂取基準(推奨量)は、10～11歳で1日あたり732mg(栄養摂取基準2021年)。足りていないことがわかりますね。そもそも日本の推奨量は病気にならないギリギリのライン。その値にさえ至りません。

　カルシウム豊富な食材にひじきをイメージする人も多いと思いますが、ひじきを食べるなら週1回程度にとどめましょう。食べすぎるとヒ素を蓄積する恐れがあります[16,17]。

10 かつお節を トッピングに

➡ 手軽に栄養素をプラスできる

※食物アレルギーのある方は必ず医師に相談してください。

🔍 データ・事実

◆ かつお節には、良質なたんぱく質、ビタミン、ミネラルが豊富に含まれる。

◆ 脳機能を高める成分が豊富。

◆ うま味成分のイノシン酸を含む。

🍴 こうして食べる

◆ 2分の1カップの量がおすすめ。

◆ おかずはもちろん、主食のごはんにふりかけたり、スープ・汁物に追加したりする。

どうしてかつお節は体にいいの?

かつお節は、かつおを煮てから干したもので、たんぱく源としても、ビタミン・ミネラル源としても優れた食材です。魚の状態では苦手でも、かつお節をけずったけずり節の状態であれば食べられる子どもも多いです。ぜひもっと多用していただきたい食材です。

かつお節は出汁のうま味成分の1つである、イノシン酸を含みます。料理を作る際に、出汁をしっかり効かせると、塩分が少なくても「おいしい!」と感じやすくなります。減塩にもつながりますよ。

幼少時から出汁の味に触れておくことは、とても重要です。味覚の発達につながるのはもちろん、**味覚は脳と直結しているので、脳の発達にもつながります**[36]。この場合の脳の発達とは、脳の神経の発達、つまり、神経網が密に枝を伸ばしてつながることで、脳機能が高まることを指します。

頭にもいいの?

かつおにはEPA(エイコサペンタエン酸)が豊富に含まれます。**EPAは脳の神経を保護して脳機能を高める成分です**[37]。判断力、記憶力、情緒、気分を高めるだけでなく、皮膚の乾燥を防いだり、炎症を抑えたりする作用や、血管を丈夫にする作用もあります[38,39]。

量は1カップに半分の量をおすすめしています。おかずやスープにトッピングしたり、主食のごはんにかけたりして、普段使いとして取り入れてみてください。

子ども時代の「睡眠時間」が
将来を左右する

　日本人の睡眠時間はOECD（経済協力開発機構）に加盟する36か国のなかで最も短いというデータがあります（2019年）。これは大人を調査した結果ですが、大人と子どもの睡眠時間は比例するため、日本の子どもも睡眠時間が短い傾向にあることがわかります[40~42]。

　未解明なことが多いものの、睡眠医学はここ数十年でかなり進んでおり、子どものころの睡眠時間の確保が重要であることがわかっています。十分な睡眠によって、脳の高次機能（判断力など）、情緒、感情コントロールなどの発達がより進むことが研究で示されています。さらに睡眠時間が不足していると学校の成績が下がり、かつ、太ることもわかっています。

　眠るだけで頭がよくなるなんて、お得ですよね。子どもの睡眠時間をしっかり管理してあげてください。そのためにも親が早めに寝られるとよいですね。

年齢別 睡眠時間の目安	（　）内の年齢は参考文献による幅[42]
乳児（4〜12か月）	12〜16時間（10〜18時間）
幼児（1〜2歳）	11〜14時間（9〜16時間）
就学前（3〜5歳）	10〜13時間（8〜14時間）
学童（6〜12歳）	9〜12時間
思春期（13〜17歳）	8〜10時間

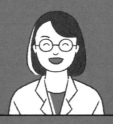

子 ど も の 食 事

すぐにできる

30の

基本

11 毎食、たんぱく質を2種類食べる

➡ 動物性と植物性を合わせると効率よく
たんぱく質を摂取できる

※食物アレルギーのある方は必ず医師に相談してください。

データ・事実

◆ 豆腐（植物性）に含まれるたんぱく質は約7%なのに対して、肉、魚（動物性）に含まれるたんぱく質は約25%。約4倍の違いがある。

◆ 豆腐や納豆などの植物性だけでは、たんぱく質の代謝に必要なビタミンB群が不足する。

こうして食べる

◆ 毎食、手のひら1杯分のたんぱく質食材を摂るのが理想。

◆ 卵、肉、魚と、大豆系（豆腐、納豆など）を一緒に食べる。

◆ たんぱく質は体内に蓄積できないので、毎食摂る。

たんぱく質は、
どれくらいの量を摂るのが理想なの？

　たんぱく質＝大豆食品と考える方が多くいます。たしかに**豆腐、納豆は優れたたんぱく質食材ですが、1食分のたんぱく質をまかなうには足りません。**

　豆腐や納豆など、植物性に含まれるたんぱく質は、豆腐は約7％、納豆は約16％程度。たんぱく質量はイメージほど多くありません。

　一方、卵、肉、魚などの動物性たんぱく質は、重量の20〜30％がたんぱく質です。植物性に比べて、よりしっかりたんぱく質を摂ることができます。

　私がクリニックの診察室で「たんぱく質を摂りましょう」と伝えると、「どれくらいの量を食べればいいですか？」という質問をよく受けます。**動物性と植物性を合わせて、1食あたり手のひら（指先まで）1杯分のたんぱく質食材を、摂ることをおすすめします。**たんぱく質は体内に貯めることができないので、できるだけ毎食摂ることを心がけましょう。大人の場合は、重さにして100g程度が理想です。

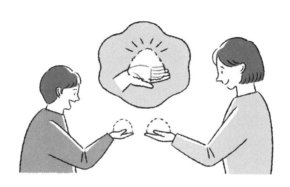

豆腐や納豆だけを食べていると どうなるの？

　肉などの動物性たんぱく質には、ビタミンB群が含まれます。ビタミンB群には血液を作ったり、脳機能を維持したりする働きがあります。

　ベジタリアンやヴィーガンの方が当クリニックにも患者さんとしてよくいらっしゃいますが、その方々全員、**ビタミンB群が不足・欠乏して貧血になっています（ビタミン欠乏性貧血）**。その状態が悪化すると、集中力が低下したり記憶力が落ちたりして、認知症状が出ることさえあります。それだけ、脳機能にとってビタミンB群は必須なのです[*43,44]。

　植物性のたんぱく質は、ビタミンB群も摂れる動物性、つまり肉や魚などのたんぱく質を合わせて一緒に摂りましょう。

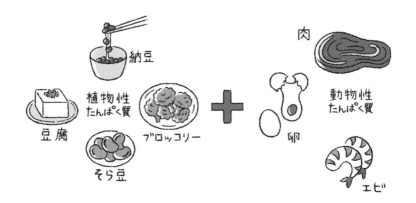

12 ギリシャ ヨーグルトを選ぶ

➡ 時間のない朝でもたんぱく質が摂れる

※食物アレルギーのある方は必ず医師に相談してください。

🔍 データ・事実

◆ ギリシャヨーグルトは脂肪ゼロで高たんぱく。

◆ 一般のヨーグルトの脂肪は飽和脂肪酸なので、
　体内で炎症を起こす摂りたくない脂。

🍴 こうして食べる

◆ ギリシャヨーグルトは酸味が少ないので
　無糖でも食べやすい。

◆ 朝食に食べるのがおすすめ。

◆ 高プロテインシリアルなどと混ぜて食べると、
　より高たんぱくになる。

◆ 小学生なら110g程度の量が目安。

手軽に食べられるギリシャヨーグルトは朝食にぴったり

朝は忙しい時間帯。なかなか調理の時間がとれませんよね。時間をかけずに、**すぐに食べられる高たんぱくなギリシャヨーグルトは大変役立ちます。**朝食にしっかりたんぱく質を摂ることは心身にとても大事。**1日の生産性を上げ、他者と衝突しにくくなります**[*3]。

また、空腹ホルモン（食欲ホルモン）の分泌も抑えられます。空腹ホルモンとは、空腹を感じたときに分泌される「グレリン」というホルモンで、血液中に分泌されたグレリンが脳を刺激することで「おなかが空いた」と私たちは感じます。**朝食にたんぱく質をたっぷり摂っていれば、満腹ホルモン（レプチン）がより分泌されるので**[*45]、**無駄な間食を減らすことができます。**小学生なら110gくらいのギリシャヨーグルトがおすすめです。

乳製品を選ぶときは「脂肪ゼロ」「低脂肪」が合言葉

乳製品の脂肪は飽和脂肪酸なので、体内で炎症を起こしてしまう、できれば摂りたくない脂（あぶら）です 33～35ページ参照 。ですから**ヨーグルトは脂肪ゼロ、牛乳は低脂肪のタイプがおすすめです。**

炎症が生じると、腫れたり痛んだりしますね。これはカラダを守るための反応です。しかし、自覚症状がないまま体内で「炎症物質」が増えて「炎症反応」が起き、細胞レベルで傷ついていることがあります。脳内でも起きているんですよ

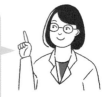

13 たんぱく質を補いたいときは、プロテインパウダー

➡ たんぱく質をサクッとプラスできる

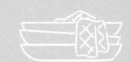

🔍 データ・事実

◆ プロテインパウダーとは、たんぱく質を効率よく
  摂取するために加工された <mark>栄養補助食品で、
  粉末状になっている。</mark>

◆ 子どもにも安心安全な、
  <mark>無添加のプロテインパウダーを選ぶ。</mark>

◆ 高野豆腐パウダーや、おからパウダーも高たんぱく。

🍴 こうして食べる

◆ シリアルやパンケーキ、お好み焼きなど、さまざまな
  メニューに混ぜて調理する。

プロテインパウダーは子どもにもいいの?

プロテインパウダーと聞くと、筋トレをする人が摂取するものというイメージかもしれませんが、日常生活のなかに取り入れるのはもちろん、子どもが摂っても大丈夫です。たんぱく質を効率よく摂取できます。

しかし、市販のプロテインパウダーには多くの添加物が含まれています。購入の際には、**子どもにも安心安全な、無添加でアレルゲン(アレルギーの元の物質)フリーのタイプかどうか、きちんとチェックしましょう。**大人用でも構いません。

本当に安心安全で高たんぱくの食品があったらいいなと思い、私自身、無添加でアレルゲンフリー、82%のたんぱく質含有量のプロテインパウダーを設計しました。みそ汁に大さじ1杯ほど入れて飲むだけなので、大変手軽です。

高野豆腐パウダーやおからパウダーも高たんぱく

プロテインパウダー以外にも、最近のスーパーでは高野豆腐を粉末状にした「高野豆腐パウダー」や、おからを粉末状にした「おからパウダー」が販売されています。

大豆食品ながら、**高野豆腐やおからは重量あたりのたんぱく質含有量が多いので、**活用することをおすすめします。

高野豆腐パウダーは「難消化性たんぱく」として腸で働きます。つまり、たんぱく質でありながら、消化されずに腸に届き、食物繊維のような機能ももつ優れものなのです。

14 亜鉛の補充を意識する

➡ 吸収しにくいミネラルは
意識して摂取

🔍 データ・事実

◆ 亜鉛は子どもでも不足、欠乏がよく見られる。

◆ 亜鉛欠乏は皮膚炎、口内炎、脱毛につながる。

◆ 亜鉛欠乏で免疫力が下がるため、感染にかかり
やすくなる。また、成長障害も起きやすくなる。

◆ 亜鉛不足はうつ、不安感にも関連がある。

🍴 こうして食べる

◆ 亜鉛が一番豊富に含まれるのは牡蠣。
好きな調理法でOK。

◆ いわし、うなぎ、海藻、枝豆、すりゴマにも亜鉛が
豊富に含まれているので、献立に加える。

子どもの10人に1〜2人が病的に欠乏中?

　ある研究では、約13%の子どもに亜鉛欠乏が見られました。これは10人中1〜2人が、病的な亜鉛欠乏であるということです[46,47]。

　子どもだけでなく、日本人は平均して亜鉛が不足しています[48]。鉄、亜鉛などのミネラルは、食品からの吸収が難しいものが多く、食事だけで改善しようとすると何か月、あるいは何年かけても、改善しないことがあります。血液検査で亜鉛が欠乏していることがわかったら、亜鉛を補う薬やサプリメントを導入するのも手です。

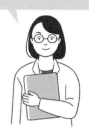

当クリニックの
データでは
より高率の結果が
出ています

亜鉛が足りないとどうなるの?

　亜鉛が不足すると皮膚炎、口内炎、抜け毛・脱毛などが起きやすくなります[22]。新型コロナウイルス感染症の後遺症に脱毛がありますが、当クリニックで血液検査をして亜鉛が欠乏している方ほど、脱毛の後遺症が見られました。その後、亜鉛をしっかり補充する処方をしたところ、治っていきました。

　もちろん、新型コロナウイルス感染症と関係なく、抜け毛の悩みで受診される方も、亜鉛が欠乏していることがほとんど。この場合も、補充することでゆっくりと毛が生えていきます。

　また、亜鉛の欠乏とうつや不安が関連しているというデータが複数あります[23]。ほかにも、亜鉛が欠乏している人のほうが新型コロ

ナウイルスに、より感染したという研究論文が多数、出ています[49]。さらに、亜鉛は骨の成長にも関わるので、不足すると成長に影響します。

このように、亜鉛不足、欠乏はさまざまな問題を引き起こします。亜鉛不足は血液検査ですぐにわかるので、心配なときは調べてみるのもよいでしょう。

亜鉛が豊富に含まれるのは牡蠣

左ページでお話ししたとおり、食品から亜鉛不足を改善するのは、時間がかかります。深刻な亜鉛欠乏になる前に、食品からも亜鉛を積極的に摂取していきましょう。

亜鉛が豊富に含まれるのは牡蠣。手に入る機会があったら、お好みの調理法で食卓に並べてみましょう。

ほかにも、うなぎ、いわし、海藻、枝豆、すりゴマにも亜鉛が含まれています。献立にぜひ加えてみてくださいね。

プラスワン

食べ合わせについて

亜鉛と一緒に緑茶やコーヒー、穀類・豆類を摂ると、亜鉛の吸収率が下がることがわかっています。ただ、吸収阻害を気にしすぎても食事になりません。

不足、欠乏していないか血液検査で調べて、不足がわかったら、食べ合わせを気にして補っていくのも一案です。亜鉛を含む食材をしっかり食べることで欠乏は防げます。PART 1 でも紹介した、「毎日、すりゴマを大さじ 1 杯」など、手軽に取り入れられるところから始めるのもよいですね。

15 魚を食べるなら、青魚を第一候補に

➡ オメガ3を豊富に摂れる

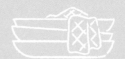

※食物アレルギーのある方は必ず医師に相談してください。

🔍 データ・事実

◆ 魚に豊富に含まれる DHA、EPA がとても重要。

◆ 2006 年以降、肉と逆転して日本人の魚介の消費が低下している。

◆ ADHD の子どもは、DHA、EPA が低い傾向にある。

🍴 こうして食べる

◆ 新鮮な魚がベスト。干物は塩分が増えるのでセカンドベスト。

◆ 魚の缶詰の場合は週に1回未満で。

◆ かつお節をたくさん、あるいは釜あげしらす、しらす干しを毎日、おかずやごはんにかけたり混ぜたりして食べる。

◆ アーモンドフィッシュ、いわしせんべいなどをおやつにする。

どうして青魚がいいの？

見た目が赤い赤魚(あかうお)に比べ、青魚(あおざかな)(いわし、あじ、サバ、さんま、まぐろなど)にはDHA(ドコサヘキサエン酸)、EPA(エイコサペンタエン酸)が豊富に含まれています。

青魚に含まれる脂(あぶら)(脂肪酸)は多価不飽和脂肪酸といって、カラダによい脂です。DHAとEPAは、この多価不飽和脂肪酸のなかのオメガ3に分類されています。

多価不飽和脂肪酸は必須脂肪酸で、つまり、摂らないと健康を保てない脂です。カラダの炎症を抑えたり、動脈硬化を予防したりします。

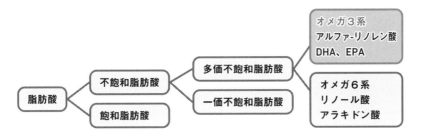

DHA、EPAには脳の神経を保護する作用もあり、これらの値が低いと、

- ●不安感が強くなる
- ●集中力が低下して、落ち着きがなくなる

などが、研究の結果でわかっています[50]。

また、乳幼児期に魚を多く食べていた子のほうがIQが高いという研究もあります[51]。ほかにも皮膚を保湿する、炎症を抑えるといった作用もあります[52]。ぜひ積極的に摂りたい食材ですね。

DHA、EPAを摂るにはどうしたらいい？

　DHA、EPAは、肉にもほんの少し含まれていますが、やはりおすすめは魚です。魚に含まれるDHAの含有量は次のとおりです。

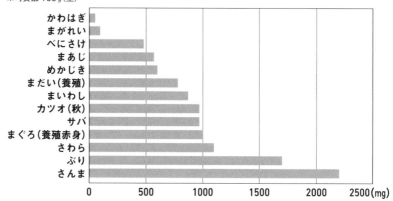

DHA含有量の比較

※可食部100g(生)

出典：女子栄養大学出版部『八訂食品成分表』

　ある研究によると、魚に含まれるDHA、EPAの割合は、

●グリルで焼いた場合

　加熱調理後に約85％下がる

●揚げた場合

　加熱調理後に約55％下がる

ことが報告されています[53]。DHA、EPAは脂なので、温度が高く、時間が経てば経つほど酸化して悪いものになっていきます。できるだけ新鮮な魚を、調理したての状態で食べられるとよいですね。

刺身で魚を摂ることは、もちろんカラダによいです。ただ、刺身だけで重さ100gは摂りづらいかもしれません。その場合は、ほかのたんぱく質も合わせておかずにしましょう。

刺身のときの醤油は減塩の観点から、つけすぎないように注意してください。スプレー型の醤油さしのほうが使用量を減らせるようなので、ご検討くださいね。100円ショップで手に入ります。

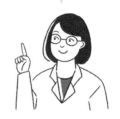

2006年を境に、日本人の魚介の消費量が肉の消費量を下回っています[54]

ADHDとオメガ3の関係って？

ADHD（注意欠陥多動性障害）のお子さんの血液を検査すると、オメガ3の値が低いことが多いです。液体やカプセルなどでオメガ3を補充することで、症状が緩和されたという研究が複数あります。この場合、副作用がないのがうれしいですね[55]。

イギリスと台湾のある共同研究では、ADHDと診断された子どもたち約100人をAとBのグループに分けて、

● Aグループには毎日1.2gのEPAオイル

● BグループにはEPAではない安全なオイル（外見では区別がつかない）

を3か月にわたって摂取させたところ、AグループではADHDの特徴が統計学的に有意に改善されたと報告しています。

ただ、ADHDはほかの病気・不調同様に、程度が軽いから重いまでありますので、どの方でも同様の結果が出るわけではないことはお伝えしておきます。

16 アマニ油、えごま油を小さじ1杯

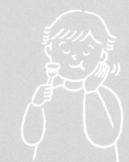

➡ 魚が苦手な子どもにおすすめ

🔍 データ・事実

◆ アマニ油、えごま油は植物性のオメガ3系オイル。

◆ 心臓、血管、神経への健康効果が期待できる。

◆ カラダによいオイルだが、カロリーは高い。

🍴 こうして食べる

◆ 1日に小さじ1杯が目安。摂りすぎに注意。

◆ 加熱しないで、そのままの状態で摂る。

◆ みそ汁、スープ、和え物などに加えたり、
サラダにかけたりする。

アマニ油、えごま油はどうしてカラダにいいの？

オメガ3系のオイルは、体の炎症 [34ページ参照] を抑える成分があり、アマニ油、えごま油はこれを多く含みます。

オメガ3というとDHA、EPAを思い浮かべる方もいると思いますが、アマニ油、えごま油はDHA、EPAではありません。PART 2の15でお伝えしたとおり、DHA、EPAは魚由来のオメガ3系オイルです。

魚が苦手で、DHA、EPAのサプリメントも摂りにくい子は、魚独特のにおいがしないアマニ油、えごま油を使うのがよいでしょう。

どれくらいの量が理想？

カラダによいとはいえ、オイルですから重さ1gあたり9kcalあります。小さじ1杯（約5g）で45kcal程度になるので、摂りすぎには注意。1日に小さじ1杯が適量です。

加熱するとすぐに酸化してカラダに悪いものになってしまうので、**加熱せずにそのまま使いましょう。**

＼プラスワン／

好みのほうでOK

アマニ油は亜麻（あま）という植物の種子、えごま油はえごまというシソ科の植物の種子から作られるオイルです。いずれも「アルファリノレン酸」という、私たちの体内で作ることができない「必須脂肪酸」を豊富に含んでいます。アマニ油に比べてえごま油のほうがほんの少し多くアルファリノレン酸を含んでいます。

大差ないので、お好みのほうを選ぶとよいでしょう。

17 出汁は粉末でOK

➡ 味覚が育って、たんぱく質も摂れる

🔍 データ・事実

◆ 出汁は、アミノ酸をはじめとする多くの成分の集まりで、味覚、嗅覚の形成によい。

◆ 出汁を上手に使うと減塩になる
（2割減塩でもおいしく食べられる）。

🍴 こうして食べる

◆ 粉末状の出汁を使えばかんたん調理が可能。汁物以外にも使いやすい。

◆ 出汁パックのタイプでもOK。

出汁はどうしてカラダにいいの？

出汁にはうま味成分であるアミノ酸が豊富に含まれています。出汁の三大うま味成分は、

- グルタミン酸（昆布出汁に豊富に含まれる）
- イノシン酸（かつお出汁に豊富に含まれる）
- グアニル酸（きのこに豊富に含まれる）

です。組み合わせて使うことで、うま味成分が倍増します。

また、出汁には、煮干し出汁、いりこ出汁、あご出汁、ホタテ出汁など、いろいろな種類があります。

お財布と相談して手に入る出汁を複数使うことで、子どもが触れる味のバリエーションが増えます。もちろん、パックや粉末のタイプでOKです。

PART 1の**10**でもお伝えしましたが、味覚は脳に直結しており、**いろいろな味を体験することは脳の神経への刺激になります。**神経が刺激されると、神経細胞が伸びてお互いが密につながっていきます。そうすることで脳の発達によい影響を与えるのです[36]。

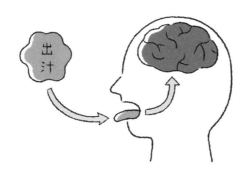

出汁を使うと減塩になる？

うま味は、5つある基本味のうちの1つです。ほかに塩味、酸味、甘味、苦味があり、あわせて基本五味といいます。

出汁がしっかり効いているとうま味が立つため、塩分が控えめでもおいしく感じます。

「かつお出汁だけ」「きのこ出汁だけ」など、単品の出汁だけでなく、「かつおと昆布」「煮干しと貝」など、いろいろな組み合わせで出汁を使ってみましょう。うま味が増して、おいしく減塩できますよ。

汁物、煮物以外にも使って味わいをプラス

我が家ではみそ汁や煮物以外にも、粉末出汁をたくさん使っています。野菜と肉や魚介たっぷりのお好み焼きを作るときにも、粉末出汁を大量に入れます。パスタなどにも使えますし、鶏肉に昆布出汁を和えて焼くと、塩を足さなくても、食べ応え十分の鶏肉料理になります。出汁の粉をキャベツなどの野菜にふりかけて軽くもむだけでも、おいしい一品ができあがります。

そのほか、卵焼きに入れる、米に入れて炊きこむなど、いろいろな使い方があります。ぜひ多彩な粉末出汁を試してみてください。

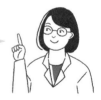

湯豆腐や冷ややっこに
のせて食べても
いいですね

18 シリアルは大麦、小麦ブラン、オートミールのどれかを選ぶ

→ 食物繊維で腸活する

※食物アレルギーのある方は必ず医師に相談してください。

🔍 データ・事実

◆ 大麦、小麦ブラン、オートミールは食物繊維が豊富。

◆ 日本人はほぼすべての世代・年齢層で、食物繊維が不足している。

◆ 食物繊維は免疫、脳に重要な役割を果たす。

🍴 こうして食べる

◆ 朝食の定番シリアルとして取り入れる。

◆ それぞれのシリアルにはオーツミルク、アーモンドミルクをかける。

大人も子どもも食物繊維が不足

　2019年の日本人の食物繊維摂取量は1日あたり17.5g(中央値)。**7～14歳の年齢層では16.7g(中央値)です(いずれも国民健康・栄養調査)。これは非常に少ない量です。**

　1951年ごろの摂取量は23g(大人の場合)だったので、どんどん下がっている傾向にあることもわかっています。

食物繊維の摂取量推移

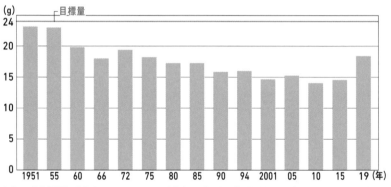

出典：日本食物繊維研究会誌Vol. 1 No. 1 1997、国立健康・栄養研究所「栄養素等摂取量 食物繊維摂取量の平均値・標準偏差の年次推移(性・年齢階級別)」をもとに作成

　日本人の食事摂取基準2020年版では、成人は1日に24g以上の食物繊維摂取が望ましいとされています。しかし現時点では先ほどもお伝えしたとおり、17～18gしか摂れていません。高すぎる目標を掲げても実現の可能性が低いため、今では目標量を、

●10～11歳は13g以上

●成人は、女性18g以上、男性21g以上

としています。

いつものシリアルを変えてみよう

　食物繊維が足りていないことはわかった。でもどうしたらいいの？　と思いますよね。

　朝食のシリアルを、「大麦」「小麦ブラン」「オートミール」のどれかに変更するか、いつものシリアルに加えるだけで、効果を期待できます。

　大麦のシリアルは、その名のとおり大麦を主原料としたシリアルです。

　小麦ブランとは、小麦ふすまとも呼ばれ、小麦粒の表皮部分のことです。食物繊維はもちろん、一部のビタミン、ミネラルも含みます。

　オートミールはオート麦（燕麦）を脱穀して、調理しやすく加工したものです。それぞれのシリアルを食べるときは、オーツミルク、アーモンドミルクをかけるのがおすすめ。さらに栄養価が高まりますよ。

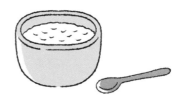

　PART 1の05でもお話ししたとおり、食物繊維は、

●不溶性食物繊維

●水溶性食物繊維

の2種類に分けられます。

　腸内細菌には私たちの心身や脳の健康に有益な働きをしてくれる善玉菌と、有害とされる悪玉菌と、そのときによって態度を変える日和見菌がいます（最近の研究では善悪の境目があいまいになっていますが）。善玉菌を増やすには水溶性食物繊維が必要で、とくに豊富に含むのは「大麦」「オートミール」です。

免疫の7割は腸で働く

食物繊維は便秘予防というイメージをもつ方が多いですが、決してそれだけではありません。食物繊維は免疫にも重要な役割を担っているので、とくに**子どものときから摂取する習慣がつくと一生の健康につながります。**

私たちの腸の中には腸内細菌が約1000種類、100兆個存在します。これは人間の細胞の数である60兆個よりも多い数です。

腸内細菌のうち、善玉菌たちが人間にとって健やかな活動をするために、食物繊維は必要不可欠。**食物繊維はいわば善玉菌のエサだからです。**

十分な食物繊維があると善玉菌が盛んに活動し、**私たちの腸にある免疫細胞が働きます。**ちなみに、カラダの免疫の約7割が腸で働いています。

ただし、善玉菌が必ずいつも善行をしているとは限らず、悪玉菌も絶対的な悪ではないということも、近年の研究でわかってきています。腸の世界はとても奥深いですね。

\プラスワン/

食物繊維は脳にとっても大切

神経と血液を介して、腸内細菌の代謝物(作るもの、分泌するもの)が脳に運ばれ、それが脳の働きを左右しています。腸内環境が乱れると、情緒や気分が崩れるのはこのためです。これを腸脳相関と呼びます。

19 市販の野菜パウダーは重宝する

➡ 野菜嫌いの子どもの食事にも大助かり

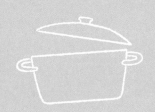

🔍 データ・事実

◆ 野菜パウダーを利用すると、野菜に含まれる<mark>ビタミン、ミネラル、食物繊維がそのまま摂れる。</mark>

◆ 野菜が苦手な子どもでも、<mark>抵抗なく取り入れられる。</mark>

🍴 こうして食べる

◆ 有機栽培の野菜を使用したパウダーを選ぶ。

◆ 加熱済みなので、離乳食にそのまま使える。

◆ スープ、間食、おかずにも混ぜて使える。

野菜嫌いのお子さんには、野菜パウダーがおすすめ

お子さんの野菜嫌いにお困りの方も多いことでしょう。そんなときに試していただきたいのは、野菜パウダーです。**ほうれん草や小松菜、にんじんなど、子どもが苦手な野菜が粉になっているもの**で、少しずつ料理に混ぜれば、気にならずに摂取できます。

調理に手間のかかるごぼうのパウダーもあり、摂取することで善玉菌が増えたという研究もあります[56]。

子どもでの野菜パウダーの臨床研究は行われていないので断言できませんが、1日に3～4g(小さじ1杯強)くらい摂れると効果が期待できるでしょう。

有機野菜の栄養素が余さず摂れる

野菜パウダーは何といっても、洗浄や加熱処理が不要で、野菜の栄養素がそのまま摂れるのが大きな魅力です。できれば、**無農薬、有機野菜のタイプを購入しましょう。**

野菜パウダーは蒸気加熱されて粉末になっています。生の野菜なら捨ててしまう皮の部分も、すべて摂取できてしまうので、無農薬のタイプが安心ですね。

そうはいってもなじみがないと、どう使えばよいのか迷いますね。取り入れ方のポイントは「混ぜる」「かける」の2つ。次に使い方の例を挙げますので、参考にしてみてください。

野菜パウダーの使い方

- ● ハンバーグのタネに混ぜる
- ● カレー、シチュー、みそ汁などの汁物に混ぜる
- ● シリアルに混ぜる
- ● パンケーキやクッキーなどの生地に混ぜる
- ● インスタント食品に混ぜる
- ● アイスクリームにかける
- ● 離乳食にも使える

　シチューなどに野菜パウダーを混ぜる際は、熱で変性しないよう調理が完了したら火を消して、盛り付けの直前に混ぜるのがおすすめ。50〜60℃程度なら、栄養価はそれほど減らないでしょう。

　色が濃いパウダーの場合(ほうれん草や紫いもなど)、いつものパンケーキやクッキーに入れると、カラフルに仕上がります。入れる量によって濃淡の変化を楽しめますよ。

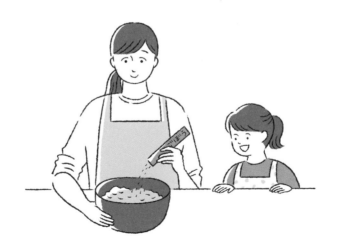

20 毎日食べたい、きのこと海藻

➡ 食物繊維が摂れる

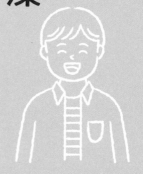

※甲状腺の病気がある方は、海藻の摂取については主治医の指示に従ってください。

🔍 データ・事実

◆ きのこと海藻は、**食物繊維が豊富な食材。**

◆ きのこの**ベータグルカンは免疫を活性化する。**

🍴 こうして食べる

◆ みそ汁の具として使うと、かんたんに取り入れられる。

◆ 総合的な栄養価で見ると、しいたけがおすすめ。

◆ 海藻は、酢の物やサラダの定番に。

どうしてきのこと海藻はカラダにいいの？

　きのこの細胞壁には、ベータグルカンという食物繊維の一種が多く含まれています。このベータグルカンは免疫を強くする作用があることが研究でわかっています[57]。

　海藻も食物繊維が豊富です。みそ汁や酢の物の具として、定番のレパートリーにしてしまいましょう。これまでPART 1の05やPART 2の18でもお伝えしましたが、食物繊維は免疫、腸、皮膚、脳などによい影響をもたらす重要な栄養素です。

　補足ですが、海藻にはヨード(ヨウ素)が含まれます。ヨードとは甲状腺ホルモンの材料です。多くの国でヨード不足が懸念されていますが、日本や韓国では日常の食品で摂れています。ただしよいことだけではありません。ヨードを摂りすぎると、甲状腺の機能に影響を与えることがあります。とくに昆布、あおさにはヨードが多く含まれます。何事もバランスが大事ですね。甲状腺の治療中の方は医師の指示に従ってください。

＼プラスワン／

皮膚と腸は関係が深い

　皮膚と腸は、「皮膚腸相関」あるいは「腸皮膚相関」といって密接な関係があることが研究で示されています。

　腸の状態が悪いと皮膚に反映され、皮膚の状態が悪くなると腸の状態が悪化します[58]。

　世界各地の研究者が腸と皮膚の研究を進めています。日本では慶応義塾大学の先生方が、乾癬（かんせん）という皮膚の病気と腸の病気についての画期的な研究を発表しています[59]。善玉菌と食物繊維を摂って腸ケアをすることが、皮膚にもよい影響をもたらします。

21 漬物は 積極的に食べる

➡ 腸活ができる

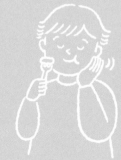

データ・事実

◆ 漬物は塩分多めで体によくないイメージがあるが、**魅力的な成分が豊富**。

◆ 漬物は善玉菌と食物繊維の両方を備えており、**優秀な腸活食**。

こうして食べる

◆ ぬか漬け、すぐき漬け、キムチがおすすめ。

◆ 塩分控えめ、減塩タイプを選ぶ。

◆ ごはんのおともとしてそのまま食べるのはもちろん、サラダや鍋の具としても使える。

漬物の塩分は大丈夫?

「子どもに漬物なんて、塩分が心配……」という声もあるでしょう。たしかに漬物によっては塩分が多く、控えたほうがよいものもあります。塩分は体内で炎症を起こすので[60]、控えめタイプの漬物を選びましょう。作る場合も塩を入れすぎないようにしてください。**塩分控えめの目安は食材の全重量の6%**あたりです。

どうして漬物がいいの?

専門的には、
- ●善玉菌 = プロバイオティクス
- ●善玉菌のエサ = プレバイオティクス
- ●善玉菌とそのエサが両方含まれるもの = シンバイオティクス

といいます。

シンは「一緒に」「同時に」という意味です。善玉菌と食物繊維が両方含まれているぬか漬け、**すぐき漬け、キムチはシンバイオティクス。納豆もシンバイオティクスの機能があります。**

何度もお伝えしていますが、プロバイオティクス(善玉菌)と、そのエサである水溶性食物繊維はセットで摂らないと効果を発揮できません。ですからその両方の働きを併せもつ漬物は、大変優秀な食品です。積極的に食べて腸内環境を整え、皮膚の状態改善も目指しましょう。

すぐき漬けは京都の伝統的な漬物の一種で、医学博士、岸田綱太郎氏が発見した乳酸菌の一種、ラブレ菌が含まれています。京都の

男性が全国でも長寿なのは、京都の漬物によるものでは？　という疫学観察もされました[*61]。

　次のグラフは、千枚漬けを作り始めてからの日数と乳酸菌量がわかるものです。

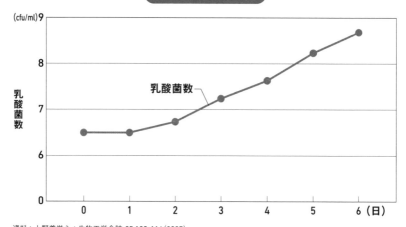

千枚漬けの乳酸菌数

資料：上野義栄ら：生物工学会誌.85.109-114(2007)
出典：宮尾茂雄「漬物の健康機能性」野菜情報2020年6月号(独立行政法人農畜産業振興機構)をもとに作成

原材料にミョウバンがあったら注意

　市販の漬物のなかには、ミョウバンを使ったものがあります。**ミョウバンは食品の発色をよくする添加物**で、成分にアルミニウムを含みます。

　アルミニウムは神経の成長に影響を及ぼすので、とくに子どもへの多用はおすすめしていません[*62]。

　ミョウバンはベーキングパウダー、入浴剤、制汗剤にも使われることがあります。成分表示を確認して、気になるなら、アルミニウムフリーの商品を選びましょう。

22 みそ汁は 毎日2杯 飲んでもOK

➡ 「みそ汁は塩分多め」は昔の話。さまざまな効果を期待できる

🔍 データ・事実

◆ みそは善玉菌を含む優れた食品である。

◆ みそには自律神経を調整する効果がある。

◆ みそでむしろ血圧が下がる。

◆ 長年、みそ汁が塩分の摂取過多につながっていると考えられていたが、そうではないことがわかってきた。

🍴 こうして食べる

◆ 毎日2杯のみそ汁がおすすめ。

◆ みそをディップとして活用する。

どうしてみそはカラダにいいの？

みそは優れた善玉菌です。ぜひ毎日取り入れてください。

みそ汁の具材には野菜を入れましょう。 善玉菌と食物繊維を一緒に摂れるので、より腸活効果が上がります。

また、みそをディップ（生野菜などにつけて食べるペースト状のもの）として取り入れるのもおすすめです。みそ汁よりもさらに手軽でおやつにもぴったりです。

最近では、出汁入りや液状のみそなど、時短につながるうれしい商品も登場しています。

甘口、辛口など味わいの違いを楽しむのもよいですし、赤みそ、白みそといった色の違いでも食卓に変化が出ます。ちなみに、色の違いは糖とアミノ酸が反応して褐色に変化することで起こります。赤みそは仙台みそ、会津みそなど関東地方や東北地方に多く、白みそはおもに関西地方で見られます。栄養価には、さほどの違いがありませんので、好みのものを選ぶとよいでしょう。

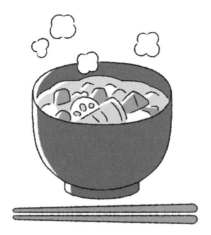

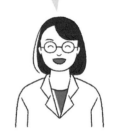

具の野菜はできれば2〜3種あるといいですね

みその塩分は大丈夫?

　みそを作るときに塩を使うことから、みそ・みそ汁が塩分の摂取
過多につながっていると長年思われてきました。

　次のグラフは、みそ汁を飲む頻度と血圧との関係を調べたもので
す。よく飲む人とあまり飲まない人とで、血圧に違いは見られませ
んでした。

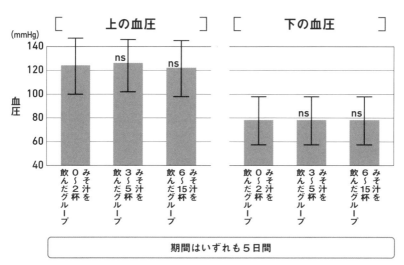

みそ汁の血圧への影響

期間はいずれも5日間

出典：上原誉志夫「習慣的味噌汁摂取が血管年齢に与える影響」(第36回日本高血圧学会総会／2013年10月26日発表)
　　をもとに作成
※nsとは統計学的に有意ではないことを示す略語。統計解析した結果、違いは見られなかったという意味。

　近年の研究では、**みそ汁を毎日飲んでいる人のほうが血圧が上が
らないことから、みそ汁に降圧作用がある**ことがわかっています[63]。
そのほか、自律神経の調整作用があることも示されています。安心
してみそを活用してくださいね。

23 ヨーグルトに すりゴマをかける

➡ 花粉症、アレルギー対策になる

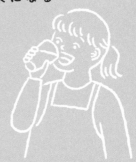

※食物アレルギーのある方は必ず医師に相談してください。

🔍 データ・事実

◆ 2020年に行った私の研究で、すりゴマをかけた
ヨーグルトを食べることで、花粉症の症状が
緩和されることがわかった。

🍴 こうして食べる

◆ ヨーグルト100gにすりゴマを大さじ1杯かける。

◆ 白ごま、黒ごまのどちらでもOK。

どうしてヨーグルトにすりゴマがいいの？

　花粉症はアレルギー性鼻炎、アレルギー性結膜炎のこと。スギやヒノキなどの空中に飛散している花粉が原因で、くしゃみ・鼻水・鼻づまり・目のかゆみ・涙目・集中力の低下といった諸症状をもたらすアレルギー疾患です。

　みなさんご存じのとおり、日本では花粉症は大人だけでなく子どもの患者さんも年々増加しています。つらい症状に悩む人が多く、毎年春の訪れとともに憂うつな気分になる人も少なくないでしょう。

　そこでぜひ試してほしいのが、**ヨーグルト＋すりゴマの組み合わせ**。これを**毎日食べることで、花粉症の症状が明らかに改善する**ことがわかりました。

　ヨーグルトとすりゴマがいい理由は、それぞれが腸内環境を整えてくれる食品だからです。「花粉症と腸内環境って関係があるの？」と思うかもしれませんね。じつは、口から入った病原体などを撃退するために、腸にはたくさんの免疫細胞があります。そして、花粉症などのアレルギー疾患は、免疫が正常に働いていないことが原因。だから**腸内環境を整えて免疫細胞が正常に働くようにすることが、アレルギーを抑えることにつながる**のです。

　腸内環境を改善するには、善玉菌と善玉菌のエサとなる食物繊維を一緒に食べることが必要不可欠。**ヨーグルトは善玉菌が豊富、すりゴマは食物繊維が多く含まれるということで、ベストな組み合わせ**なのです。

　またゴマの成分セサミンは、抗アレルギー物質で、花粉症の症状を和らげる効果も期待できます。実のままのゴマは皮が固いので消

化されづらく、そのまま体外に排出されてしまうことも。黒でも白でもいいので、すりゴマがおすすめです。

ヨーグルト100gにすりゴマ大さじ1杯が目安です。

日本人を対象とした研究で成果が出た

2020年の春に日本人を対象に、私が行った研究をご紹介しましょう。2020年末には論文として発表しています[64]。

次の内容で調査を行いました。
- 普段の食事に「ヨーグルト」を4週間足した人＝15人
- 普段の食事に「ヨーグルトとすりゴマ」を4週間足した人＝15人
- 普段どおりの食事の人＝15人

以上の3グループに分かれて実施。調査前後の身長体重測定、血液検査、腸内フローラ検査、アレルギー症状質問票から変化を調べました。

「ヨーグルトとすりゴマ」を4週間摂取したグループは、①目のかゆみ、②なみだ目、③水っぱな、④くしゃみ、⑤鼻づまり、⑥勉強・仕事・家事の支障、⑦精神集中の不良、⑧思考力の低下（考えがまとまらない）、⑨倦怠感、の合計9つの項目において有意に改善しました。

目・鼻の症状の合計（$P=0.0004$）、生活の支障の合計（$P=0.002$）、症状・生活・全般の総合計（$P=0.001$）でも有意な改善が見られました。

このかっこ内の数値が0.05以下の項目は、**「統計学的に有意」な改善**です。つまり、偶然、たまたまの結果ではなく、統計学的な解析をして、変化があったといえる違いだった、ということです。

24 一度使った オイルは捨てる

➡ 二度目のオイルはカラダを酸化させる

🔍 データ・事実

◆ 一度使ったオイルは**酸化しているので毒同然**。

◆ 酸化したオイルは**血管を傷つける**。

◆ 酸化したオイルは**シミやしわのもとになる**。

🍴 こうして食べる

◆ 調理には、新鮮なオイルを使用する。

◆ 揚げ物は極力控える。

どうして二度目のオイルはよくないの？

　オイルは、加熱すると「酸化」します。**酸化したオイルを摂ると、カラダの中も酸化します。酸化は老化と言い換えることができ、病気になりやすくなります。**

　酸化現象は、空気、温度、光が原因で起きます。新鮮なりんごを切ってそのまま置いておくと、切った面がだんだん茶色くなりますね。これはりんごの表面が酸素（と温度）で酸化したからです。また、クギを屋外に雨ざらしで置いておくと、やがてサビていきますが、これも酸化です。

　使用済みのオイルは酸化しています。酸化したものを体内に入れると、私たちの細胞も酸化してサビたようになり、病気になりやすくなるということです。

子どもでも揚げ物は危険！

　一度加熱したオイルを摂ると血管を傷つけて、動脈硬化のもととなります。ひいては心筋梗塞や脳梗塞の原因にもなります[65]。

　から揚げやポテトフライが好きな子も多いと思いますが、たくさん食べていると、カラダの中で活性酸素・フリーラジカルなどの酸化による物質が増えて 34ページ参照 、いわば、酸化したオイルが増えたような状態になります。そして体の中の血管だけでなく、脳もサビてしまうのです。

　子どものときから揚げ物ばかり食べていると、小学生でも脂肪肝

になったり、30代で脳梗塞になったりする患者さんを実際に診ています。**揚げ物は月に１～２回がおすすめです。**

子どもも脂肪肝になるの？

脂肪肝は、肝臓の健康な細胞が「脂肪細胞」に置き換わってしまった状態です。**脂肪細胞はカラダの中、肝臓の中で温度と時間によって傷み、炎症物質を周りにまき散らします。**そして血流に乗って脳にも届いてしまいます。

また、脂肪肝の脂肪を分解してエネルギーとして使うとき（燃やすとき）には、活性酸素という有害物質が発生します。この活性酸素によって「酸化ストレス状態」になり、肝臓の細胞が傷つきます。

実際に脂肪肝の小学生が増えており 109ページ参照、**放っておくと肝臓がんにもなりかねません**[31]。でも安心してください。バランスのよい食事と運動を心がければ、よくなっていきます。

酸化した油はシミやしわのもとに

皮膚はたんぱく質でできており、温度や光で酸化します。その際に皮膚の細胞を傷つけて、シミやしわを作りだします。みなさん一生懸命、紫外線対策をすると思いますが、シミやしわの原因はそれだけではありません。カラダの中に酸化したオイルを入れてしまうことも、皮膚の老化を進めます。

オイルは可能な範囲でエクストラバージンオリーブオイルなどの新鮮なものを使いましょう。

25 ごま油で、心臓や血管を強くする

➡ 2000本以上の研究結果から効果が実証されている

※食物アレルギーのある方は必ず医師に相談してください。

🔍 データ・事実

◆ ゴマは、焙煎することで抗酸化力が上がることがわかっている。

◆ 心臓、血管を強くする作用がある。

◆ ごま油の茶色は、焙煎されてついた色。

🍴 こうして食べる

◆ 加熱しても効果が損なわれない。

◆ 生のままでもOK。

どうしてごま油は体によいオイルなの？

　ごま油はゴマを焙煎し、圧力をかけてすりつぶし、油をしぼって
ろ過したものです。

　焙煎とは油や水を使わずに加熱して煎り、乾燥させることです。
この工程で、より酸化しにくくなり、抗酸化力が上がることがわかっ
ています。

　また、「酸化してしまう温度」は油の種類によって異なります。

- ●アマニ油などは「70℃程度で酸化」
- ●エクストラバージンオリーブオイルは「220℃程度で酸化」
- ●ごま油は「210℃程度で酸化」

アマニ油に比べてエクストラバージンオリーブオイルやごま油の
酸化温度は高いため、加熱調理する際に比較的安心です。

　焙煎したごま油は大豆油などと比べて、加熱しても酸化による劣
化が起こりにくいオイルです。

ごま油の効果は実証済み

　ごま油の研究は歴史が長く、2000本以上の論文が出ています。
ごま油の使用で、心身によい影響を与えることが、次のように示さ
れています。

- ●キズが治りやすくなった
- ●よく眠れるようになった
- ●血管が強くなった
- ●血糖が急激に上がらなくなった　など[66]

ぜひ日常で使う油にごま油をプラスしてみてください。

26 肉の脂と鶏皮は、カットする

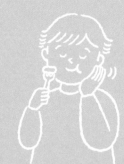

➡ カラダによくない脂を食べずに済む

🔍 データ・事実

◆ 肉の脂肪は飽和脂肪酸で、カラダに悪い脂。

◆ 牛脂、ラードも同様にカラダに悪い。

◆ 鶏肉の皮は高カロリー。

🍴 こうして食べる

◆ 脂身、脂はカットする。

◆ 鶏肉の皮は、はがして調理する。

◆ 調理に牛脂、ラードは使わず、植物油に置き換える。

肉の脂身、ラードはカラダに悪い?

　牛肉、豚肉、鶏肉の脂身や脂は飽和脂肪酸で、これは**血管を傷つ
けて心臓の病気や脳梗塞などをもたらします**[67]。私たちのカラダに
は悪い脂です。そして、シミ、しわ、たるみなどの遠因にもなるの
で皮膚にもよくありません。さらに脳の酸化(記憶力や判断力の低
下など)も引き起こします。肉の脂はカットするのがおすすめです。

　ラード(豚の脂)を使った揚げ物はカラッと揚がっておいしいので
すが、健康面ではおすすめできません。精肉店から牛脂をもらった
り、肉のパックに入っていたりしても、使わないようにしましょう。

脂身を取るなんて面倒くさい … と思ったら

　肉の脂を取り除くなんて面倒!　と思うかもしれませんが、**可能
な範囲で、白い脂の部分を包丁で切り落とせばOK**です。

　肉組織の中にサシとして入っている脂は切り落とせないので、
しゃぶしゃぶなどの調理法でお湯に溶かして取り除くという方法も
あります。

　ただ、そこまで神経質にならなくても
大丈夫です。細かい部分の脂まで全部除
去するのは面倒なので、適当でOK。

　そもそも、肉を買うときにばら肉や肩
肉といった白い脂の多い部位は可能な範
囲で避けて、**赤身を選ぶことをおすすめ**
します。

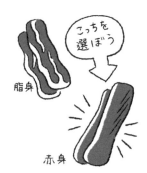

こっちを
選ぼう

脂身

赤身

どうして鶏肉の皮はカットしたほうがいいの？

　鶏肉の皮や脂には悪玉コレステロールが含まれます。悪玉コレステロールが増えると血管を傷つけて、心臓や脳の病気のもととなります。また、**カラダの中の酸化が進んでシミやしわのもとになり、脳の酸化が進んで脳の機能も下がります。**

　少し面倒ですが、皮はカットするのがおすすめです。

　鶏肉の皮といえば、焼き鳥の定番メニューですね。こんがり焼いてパリッとした食感が好きな人も多いでしょう。しかし鶏肉の皮はカロリーの高い部位でもあるのです。**カロリー面からも、鶏皮は避けることをおすすめします。**

　「皮つき」と「皮なし」の、調理法別のカロリーは次のとおりです。

若どり、もも肉可食部100gあたりのカロリー

	皮つき	皮なし
ゆで	216kcal	141kcal
焼き	220kcal	145kcal
から揚げ	307kcal	249kcal

出典：女子栄養大学出版部『八訂食品成分表』

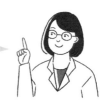

調理法次第で
ずいぶん
変わります

できれば避けたい

27 揚げ物は 少なめに

➡ 揚げ物は月に1〜2回

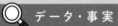

🔍 データ・事実

◆ 幼児期からから揚げを週に2〜3回以上食べていると 小学生で脂肪肝になる*。

◆ 揚げ物が多いとシミ、しわ、たるみの原因になる。 腸内環境も乱れる。

◆ 心疾患死亡リスクが1.3倍になる。

* 私のクリニックでの例

🍴 こうして食べる

◆ 調理温度は100℃以下がおすすめ。

◆ ローフード（調理温度約50℃未満の低温調理）は 医学的な理由でおすすめできない。

◆ 揚げ物を食べるときは、糖化を抑えるために 多めにレモンを搾ったり、新鮮な野菜を一緒に 食べたりする。

から揚げをたくさん食べるとどうなるの？

　PART 2の24で、酸化はサビた状態、老化現象だとお話ししました。一方ここで紹介する**糖化は、いわゆる焦げた状態**で、これも老化現象です。酸化が進むと糖化も進み、それによってまた酸化が進むという具合で、切っても切り離せない関係性です。

　蒸した鶏肉に比べて、**鶏のから揚げは糖化現象が7〜12倍高くなります**[68]。糖化＝老化なので、体内はもちろん、脳にも影響を及ぼします。から揚げをたくさん食べていると、30代で脳梗塞や心筋梗塞を引き起こす可能性が高まります。

　シミ、しわ、たるみも、糖化によって起きる老化現象で、生まれたときから始まっています。縦の糸と横の糸が織りなすように、酸化と糖化は複雑に絡み合っています。生きている限り避けて通ることはできませんし、体質もある程度関係しますが、子どものころからの食事内容とライフスタイルの積み重ねで、進行速度が異なっていきます。揚げ物は、できれば月に1〜2回にとどめましょう。

揚げ物は腸にもよくない？

　揚げた料理、つまりオイルを使った高脂肪食がもたらす悪影響はほかにもあります。**それは腸内環境の乱れです**[69]。これまでも何度かお伝えしていますが、腸内環境が乱れると、善玉菌が減って悪玉菌が増え、その結果、免疫力が下がります。免疫細胞の約7割は腸管にあり、腸の環境が悪化すると免疫も悪化するからです。また、皮膚の状態も悪くなります 75ページ参照。

28 丼もの、ラーメン、うどんは週1回に

➡ 糖質過多の食事になってしまう

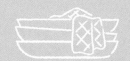

🔍 データ・事実

◆ 丼もの、チャーハン、やきそばなどの一皿ものは
糖質のかたまり。肥満に近づく。

🍴 こうして食べる

◆ できれば週1回までに。

◆ 丼ものメニューの場合は、ごはんは少なめ、
具を多めに。みそ汁やほかの副菜を追加する。

丼もの、一皿ものは、
どうして避けたほうがいいの？

　丼ものや一皿ものは、ごはんの量、麺の量が多く、たんぱく質、ビタミン、ミネラル、食物繊維などを含む「おかず」が少なくなりがちです。

　また**丼ものやチャーハンを食べると、食後の血糖値が急激に上がる血糖値スパイクになる**こともわかっています。血糖値スパイクは血管を傷つけて、その後、血管の病気のもととなります[70]。

　腕に分厚いコイン状のシールのようなものを装着する血糖測定記録装置があります。私自身がこのシールをつけてチャーハンを食べたところ、食事直後の血糖値がとても高くなり、非常に驚きました。

ラーメン、うどんは肥満のもと

　ラーメン、うどんもよく食卓に並べるメニューだと思いますが、これも丼ものと同じで、たんぱく質などの「おかず」が少なくなりがちです。そのため、ラーメン、うどんの頻度が高いと糖質過多で栄養障害になり、小学生でも脂肪肝になったり、尿酸値が上がっていたりする子がたくさんいます。**うどんはヘルシーなイメージがありますが、糖質の多い食材なので**、注意が必要です。

　いまでは、高たんぱくうどん（1人前で約17gのたんぱく質含有）や、こんにゃくやえんどう豆の粉末を練りこんだ低糖質麺など、低糖質の麺類がたくさん販売されていますので、可能ならそれらを選びましょう。

29 ブロッコリースプラウトを取り入れる

➡ 世界中が注目するスーパーフード

🔍 データ・事実

◆ ブロッコリースプラウトはブロッコリーの新芽で、スルフォラファンが豊富に含まれる。

◆ スルフォラファンはとても高い抗酸化力をもつ。

◆ スルフォラファンはカラダで有効に使われる割合（生体利用率）が約80%と健康効果が抜群。

🍴 こうして食べる

◆ 週に3回食べるのがおすすめ。

◆ 加熱せず生のまま食べる。

◆ よく噛んで食べる。ブレンダーなどで細かく刻んでもOK。

ブロッコリースプラウトって何？

　ブロッコリースプラウトはブロッコリーの新芽で、高い抗酸化力をもつスルフォラファンが、ブロッコリーに比べて約10倍含まれています。また「スーパースプラウト」と呼ばれるブロッコリースプラウトには、約20倍含まれます。

　スルフォラファンによって働きが活発になった解毒酵素は、約3日間体内で効力を持続します。そのため、3日に1回ほどの摂取でも、効果は得られるのがうれしいポイントです[71]。

　スーパーなどの店舗に数種類のブロッコリースプラウトが並んでいる場合、含まれるスルフォラファンの濃度が異なります。濃度を示すマークがついているので、**高濃度のものを選びましょう。**

スルフォラファンって何に役立つの？

　スルフォラファンは炎症を抑える力がとても強い成分です。「炎症を抑えられる」ということは、「内臓の障害を抑えられる」ということ。血管が動脈硬化になる可能性が低くなり、ひいては脳がより健康になります。

　脳で炎症が起きると、脳機能が低下して、うつなどにつながります。

　ほかにもスルフォラファンの効用を示す研究として、

- ●ピロリ菌を除去できたという研究[72]
- ●糖化度を下げたという研究[73]
- ●子どもの発達を促したという研究[74]

などがあります。

また、**スルフォラファンを多く摂取した子どもと摂取していない子どもでは、発達障害リスクが異なる**という研究があります。自閉症の諸症状のいくつかが、高濃度のスルフォラファンの摂取で改善したという研究もあります[74]。

身近な野菜のファイトケミカル（植物に含まれる有用な化学成分）のなかでもスルフォラファンは生体利用率がダントツに高く、**健康効果が野菜のなかでも飛びぬけている**といえます。

ちなみに2位は玉ねぎに含まれるケルセチンです。レモンも抗酸化力のあるものの1つです。

＼プラスワン／

ほかにもあるファイトケミカル

ここでは、ブロッコリースプラウトに含まれる「スルフォラファン」、玉ねぎに含まれる「ケルセチン」について紹介しましたが、ほかにも、緑茶に含まれる「カテキン」やトマトに含まれる「リコピン」などが、抗酸化作用が高いファイトケミカルとして知られています。目によいことで知られる、ブルーベリーに多く含まれる「ルテイン」もファイトケミカルの1つです。

ブロッコリースプラウトを
自宅で育てても、
スルフォラファン含有量は
残念ながらそれほど上がりません

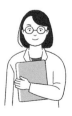

30 はちみつは 1歳以上から

➡ 命に関わることがある

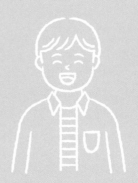

※食物アレルギーのある方は必ず医師に相談してください。

🔍 データ・事実

◆ はちみつは<u>絶対に1歳以上になってから与える。</u>

◆ 致死性のあるボツリヌス菌が含まれている危険性がある。

🍴 こうして食べる

◆ 甘味を足したいときは、さつまいもやにんじんの
自然な甘みを活用する。

どうしてはちみつは1歳以上から？

「カラダによいから」という理由で0歳の赤ちゃんにはちみつを与えていたら、乳児ボツリヌス症で命を落としてしまったという事件がありました。**腸が未発達な1歳未満の乳児が食べると、腸内で強い毒素が増えてしまうのです。絶対に食べさせないでください。**

一般に、1歳以上になればボツリヌス菌による毒素に打ち勝てる免疫力がつきます。はちみつはカラダによい健康食品ではありますが、1歳をすぎてからにしましょう。

赤ちゃんは甘い味を好みますが、それは人間の脳の仕組みによるものです。つまり人間の進化のなかで、甘いものを好むことで餓死を免れてきた名残りなのです。

しかし、食べ物があまり手に入らなかった石器時代と違って、現代の日本ではすぐに甘いお菓子が手に入ります。好むからといって与え続けるのは、残念ながら病気のリスクを上げてしまいます。

にんじんやさつまいもなど、自然の甘味のある食材を与えましょう。

はちみつに含まれるボツリヌス菌って何？

ボツリヌス菌は自然界に広く存在しており、低酸素状態で増殖します。野菜やくだもの、肉や魚を汚染し、はちみつにも含まれていることがあります。

家庭ではちみつを加熱したとしても、ボツリヌス菌は芽胞（がほう）という固い殻の中にいるので殺菌できません。

31 スポーツドリンクは飲みすぎ注意

➡ 飲むときは薄める

🔍 データ・事実

◆ 500mlのスポーツドリンクには角砂糖8〜12個分の糖が含まれる。

◆ 毎日多量に飲んでいるとペットボトル症候群という症状が起きることがある。

◆ 骨が弱くなったり、皮膚がかゆくなったりすることもある。

🍴 こうして食べる

◆ 日頃から水やお茶など、甘くないドリンクを飲む。

◆ スポーツドリンクや経口補水液は、熱中症予防時やスポーツをするとき、おう吐や下痢で脱水が心配なときなどに飲む。

なぜスポーツドリンクは要注意なの？

　一般的なスポーツドリンク500mlのなかに
は、約30〜40g(大さじ約3〜4杯弱分、角
砂糖約8〜12個分相当)の糖が含まれていま
す。炭酸飲料や甘い清涼飲料水にはもっと多
くの糖が含まれています。

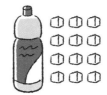

　**WHO(世界保健機関)では、1日に摂取する砂糖の量は25g(小さ
じ約6杯)まで**としています。スポーツドリンクには明らかに多く
の糖が含まれていることがわかりますね。「毎日飲む」「日常的に飲
む」のは避けましょう。スポーツドリンクは運動のときや、発熱や
おう吐が続いて食事が摂れないときに限って飲むのがよいでしょう。

　あるいはそのようなときには、経口補水液を摂ります。経口補水
液の糖分濃度は約2％です。**市販のスポーツドリンクが濃い場合は、
水で薄めるとよいでしょう。**

毎日、大量には飲まないで

　甘くて冷たい飲み物は、つい一気にグビグビ飲み干したくなりま
すね。喉がうるおったように感じて爽快感があり、クセになること
があります。しかし毎日、一気に飲んでいると、

- 喉が異常に渇く
- 尿が多量に出る
- 吐き気がする
- カラダがだるい

など、**糖の過剰摂取によるペットボトル症候群と呼ばれる症状**が起きることがあります[75]。

　糖を摂取すると血糖が上がり、その血糖を下げようとインスリンが膵臓から出ます。インスリンは細胞が血中の糖を取り込んでエネルギーとして使うために必要なのですが、**常に大量の糖を摂っているとインスリンの分泌が鈍くなって、糖をエネルギーとして使えなくなります**。そうすると、体内の脂肪を分解してエネルギーを作ろうとし、その際に出るのがケトン体という成分です。

　ケトン体が多く出ると前述のような**喉の渇き、多量の尿、吐き気、だるさといった症状**が起きることがあります。これは糖尿病が急激に悪化したような状態に似ていて、正式には「清涼飲料水ケトーシス」と呼ばれます。1か月以上、毎日1.5ℓ以上甘いドリンクを飲んだ場合に起きることが報告されています。

骨や皮膚にも悪い影響が出る？

　リンはミネラルの1つで、すべての細胞に必要な根源的なものです。魚、肉、豆、穀類など食品には、**有機リン**が含まれており、有機リンの体内への吸収率は20～60%です。一方、加工食品・カップ麺、清涼飲料水やスポーツドリンク(経口補水液も含む)には**無機リン**が含まれていて、体内への吸収率は90%以上。**摂りすぎると血中のリンが過剰になる**ことがあります。

　リンが過剰な状態になると、心筋梗塞や心不全など心臓の病気になりやすくなる、足が痛くなる、骨がもろくなる、皮膚がかゆくなるなどの症状が出ることがあり、無機リンを摂りすぎないよう注意が必要です[76]。

32 水分は 水、お茶で摂る

➡ ジュースは1日100ml程度まで

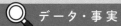 データ・事実

◆ 「喉が渇いた」と感じなくても、体には水分が必要。

◆ 1日1.5ℓの摂取が理想
（10歳、平均体重38kg、体温36.5℃の場合）。

◆ 毎年、熱中症にかかる子どもがいる。

こうして食べる

◆ マイ水筒を子どもと一緒にデコレーションすると、盛り上がって飲むタイミングが増える。

◆ 水にレモン果汁などを垂らすのもよい。

喉が渇いていなくても水が必要なの？

　私たちの細胞内で起きている化学反応には、水（H_2O）が必要です。一気に大量の水を摂ると、その瞬間に必要な少量の水以外は不要な水として排出されてしまいます。ちょこちょこ飲みでその都度必要な水を補いましょう。「喉が渇いた」「水が欲しい」という自覚がなくても、1日のなかで水分は必要です。

　ガブガブと一気飲みするのではなく、

● ちょこちょこと3口ずつ

● 20～30分おき

に飲めるとよいです。

　子どもはカラダが水を必要としていることを感じる、脳の口渇中枢や水分調整をする腎臓の機能が未熟であることなどから、自覚的に喉が渇いたと感じないことがよくあります。

　喉が渇いたと感じないからといってずっと水分を摂らずにいると、急に気分が悪くなって、机につっぷす子が何人もいます。

　日常の活動では、1日1.5ℓの摂取が理想（10歳、平均体重38kg、体温36.5℃の場合）です。しかし、暑いなかで運動する場合にはこれでは不足するので、必ず専門家の指示を仰いでください。

　子どもは大人に比べて体内で水が必要となるまでの時間（体水分代謝回転）が40％ほど速いことがわかっています[77]。

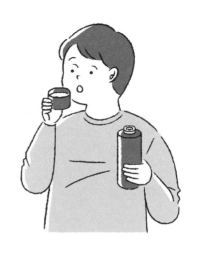

熱中症予防に欠かせない水分補給

暑い季節の熱中症の予防には、電解質(ナトリウム、カリウム、マグネシウムなどのミネラル)が含まれる水分の摂取が重要です。

そのほか、熱中症の予防には、十分な睡眠時間をとる、しっかりと朝ごはんを食べることも欠かせません。とくにみそ汁はミネラル分を無理なく摂ることができるのでおすすめです。

100% 野菜ジュース、
100% くだものジュースも要注意

野菜やくだものはビタミンやミネラルなども含み健康によい食材です。しかし**野菜ジュース、くだものジュースは1日に100ml程度までがよい**と、米国の小児科医の団体がすすめています。理由は糖が多いからです。ジュースではなく、

- ●麦茶
- ●ほうじ茶
- ●そば茶

などの甘味のない飲み物がおすすめです。ハーバード大学公衆衛生大学院が推奨する健康的な食生活ガイドでは、水がおすすめ飲料となっています[78]。

カフェインの入っていない
お茶にしましょう！

33 おやつは甘くないものを

➡ おやつの時間は栄養補給
　　タイムと考える

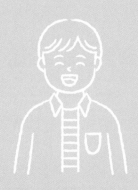

🔍 データ・事実

◆ ひと昔前まで おやつはお菓子ではなかった。

◆ 加工食品を摂りすぎると、子どもでも脂肪肝になる。

🍴 こうして食べる

◆ おやつの時間を栄養補給のチャンスととらえる。

◆ たんぱく質、食物繊維、ミネラルのどれを補いたいかを
　決める。

そもそも「おやつ」は甘いものではなかった？

　平日、幼稚園や学校から帰って夕飯を食べたり塾に行ったりするまでの時間に「おやつ」を準備する家庭は多いと思います。ふだん、何をおやつとして準備していますか？　各家庭で定番のおやつがあると思いますが、基本的には「お菓子」が多いのではないでしょうか。

　そもそも「おやつ」は「八つどき＝やつどき」（現代の午後2～4時ごろ）、食事と食事の合間の空腹を満たすための間食でした。「おやつ＝お菓子」という習慣になったのは、比較的最近のこと。

　「おやつ ＝ 補食（栄養を補うもの）」と考えて、甘くない、あるいはしょっぱくないものを選びましょう。たんぱく質や食物繊維がしっかり含まれるものがよいです。

　私が小学生時代を過ごしたイギリスでは、学校にもっていく「おやつ（snack）」は、紙袋に入ったにんじんや小ぶりのりんごが一般的でした。ドイツでも（家庭によりますが）野菜やくだものをもたせることが今でも多いです。イタリアは甘いものが好きな人が多くお手本にはしづらいかもしれません。

スナック菓子、加工食品は要注意？

　87ページでも脂肪肝について触れましたが、日本の小児[31]の約5％が脂肪肝というデータがあります。米国では小児人口の10人に1人が脂肪肝で、肥満のある小児に限ると3人に1人が脂肪肝です[79]。

脂肪肝の原因はすべてが解明されているわけではないものの、なりやすい背景としては肥満、脂質異常、糖尿病などが挙げられます。

日本でも男児においては、肥満率がじわじわと上がってきているので要注意です。

市販のお菓子や清涼飲料水など、加工食品の商品ラベルを見てみてください。「果糖ぶどう糖液糖」などの記載がありませんか？

これは「異性化糖（いせいかとう）」と呼ばれるもので、**ここに含まれる果糖は、体内で過剰な糖として脂肪に変換されて、脂肪肝の原因の１つとなることが報告されています**[80,81]。

脂肪肝は肝硬変を経て肝臓がんにまで進むリスクもあり、放置しないほうがよいです。脂肪肝を治す薬は今のところありませんが、食生活と運動で改善できます。

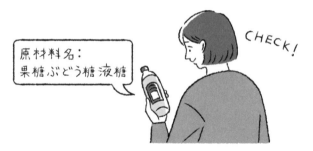

プラスワン

米国は一歩進んでいる？

米国では、国民の３割以上がBMI 30以上の肥満大国で、以前は高果糖コーンシロップ（HFCS）などの異性化糖が、飲み物や食べ物に多用されていました。しかし、2004年に異性化糖の消費と肥満が関係しているという研究が発表されて以来、少しずつ異性化糖の消費が減っています。食品関係の企業も健康的なイメージのために、異性化糖の使用を砂糖に切り替えているところが増えています[82~84]。

おすすめのおやつは何?

　子どもによっては1回の食事で食べられる量が限られることもあります。おやつの時間を、栄養補給できる絶好の補食チャンスととらえて、不足しがちな栄養素を補ってあげましょう。

　子どもが好きなケーキなら、卵を多めに使う、きなこ、プロテインパウダー、おからパウダー、高野豆腐パウダーをはじめ、いろいろな種類のプロテインリッチパウダーを混ぜるといったように、**たんぱくリッチなパンケーキにしてみるなど、イメージシフトをしませんか。**

　おすすめのおやつを、栄養素別にまとめたので、参考にしてください。

食物繊維を補いたい
- ●きゅうりスティック　●にんじんスティック
- ●ふかしいも

たんぱく質を補いたい
- ●焼き鳥　●味付け卵
- ●いわしせんべい
- ●えびせんべい
  （エビ100%）

ミネラルを補いたい
- ●ナッツ(ノンフライ、無塩)
- ●アーモンドフィッシュ

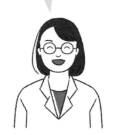

おやつの時間を
栄養補給タイムに！

34 野菜の栄養素は冷凍で守る

➡ 市販の冷凍野菜を活用しよう

データ・事実

◆ 冷凍すると、野菜の栄養価は下がりにくくなる。むしろ冷蔵保存より保持される。

◆ 冷凍することで、栄養価がアップする食材もある。

こうして食べる

◆ 野菜の冷凍食品を上手に使う。

◆ 日本の家庭でのフードロスは年間約270万t。冷凍を活用してフードロスを減らす。

冷凍野菜の栄養ってどうなの？

「冷凍食品は栄養価が低い」というのは誤解、あるいは都市伝説です。日本での食品の冷凍は100年を超える歴史と研究があります。

冷蔵庫での保存では時間経過とともに、栄養素が減っていきます。それは野菜の中にある酵素の働きにより、栄養素が分解されていくからです。たとえば、冷蔵庫に9日間保管したほうれん草は、ビタミンC含有量がもとの3割に減っているという報告があります[85]。

一方、**市販の冷凍野菜は、冷凍の前に短時間熱湯にくぐらせる処理をすることで酵素が失活しているため、栄養素はそれほど減りません。**食材の1つとして、ぜひ検討してみてください。

－24℃保存期間中のビタミンC含有量の変化

（冷凍保存開始時を100%とした場合）

冷凍した野菜	もとのビタミンC量	1か月後	2か月後	12か月後
ほうれん草	55mg (100gあたり)	90.9%	94.5%	94.5%
キャベツ	44mg (100gあたり)	113.6%	113.6%	90.9%
グリーンアスパラガス	18mg (100gあたり)	111.1%	116.7%	83.3%

出典：辻村卓・荒井京子・小松原晴美・笠井孝正「冷凍あるいは凍結乾燥処理した野菜・果実中のビタミン含有量に及ぼす通年貯蔵の影響」『日本食品保蔵科学会誌.1997;23(1):35-40.』をもとに作成

100%を超えている部分は
冷凍保存を開始したときより
ビタミンC量が
増えていることを示します

冷凍したほうがいいものもある？

　そのままの状態よりも、**冷凍したほうが栄養価やうま味がアップする食材**もあります。たとえば次の食材です。

- きのこ類

  とくにしいたけ、ぶなしめじ。冷凍すると、グアニル酸が増加してうま味が増す

- しじみ

  冷凍すると、オルニチンが4倍以上増える[86]

　ただし、家庭用の冷凍庫では生鮮食材そのものを急速冷凍することはできません。調理したおかずの状態で、冷凍保存するのがよいでしょう。

食材を上手に冷凍して時短＆エコ

　忙しい平日には、冷凍した食材を上手に使うと時短になります。また、遠い産地から届けられた生鮮品より、冷凍品のほうが排出する二酸化炭素（CO_2）量が少なく、地球にやさしい側面もありそうです。

　日本は全食材の約6割（カロリーベース）を輸入に頼りつつも、**家庭でのフードロスは年間約260万tにもなります**[87]。冷凍した食材を上手に活用することで、家庭での食材廃棄を減らせるかもしれません。

> 冷凍は環境にも
> やさしい！

35 スパイス、ハーブ、薬味を多用する

➡ 子どものときから老化を遅らせられる

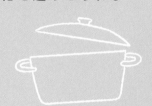

※食物アレルギーのある方は必ず医師に相談してください。

データ・事実

◆ スパイス、ハーブは抗酸化力（老化を遅らせる力）がとても高い。

◆ 和洋中を問わず、薬味的に使える食材は最強の抗酸化力を発揮する。

こうして食べる

◆ たっぷりトッピングする。

◆ いろいろな場面で多用する。

スパイス、ハーブはどうしてカラダにいいの？

　スパイスやハーブにはとても強い抗酸化力があります。抗酸化力とは、炎症を抑え老化を遅らせる力のことです。たとえば次の食材です[88]。

- ●西洋系
  - コショウ、シナモン、オレガノ、ローズマリー、タイムなど
- ●和食系
  - ワサビ、シソ、ショウガ、ミョウガ、セリ、ネギなど
- ●中華系
  - 八角、鷹の爪など
- ●インド系
  - フェンネル、クミンなど

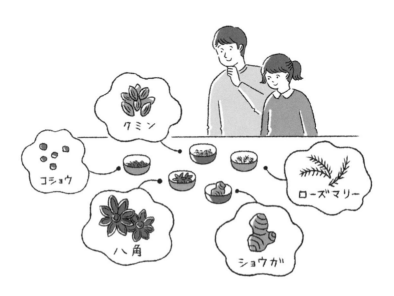

　これらのスパイスやハーブは洋の東西を問わず、抗酸化力が高いので、子どもの食事にも幼児期から少しずつ取り入れるとよいでしょう。

　私たちは生まれた瞬間から「酸化」しています。これは酸素によって起きる現象で、地球に暮らす生き物としては避けられない現象です。ほかのページでもお伝えしていますが、酸化は老化です。
　酸化を進めるものは炎症物質と、温度と光(と時間)なので、食べ方や暮らし方によって酸化を進めることもあれば、遅らせることも可能です。**抗酸化物質をたくさん含んだものを食べると酸化が抑えられ、つまり老化を遅らせることができ、病気のなりやすさも抑えられます。**

　食品に含まれるポリフェノール類やファイトケミカル(植物に含まれる有用な化学成分)、ビタミン、ミネラル、そしてアミノ酸も抗酸化力をもちます。
　ワサビにはペルオキシダーゼ、ショウガにはショウガオールやジンゲロール、シナモンにはプロアントシアニジンなどが含まれています。

どれくらいすごい抗酸化力があるの?

　2010年に米国農務省(USDA)が、各食材がもつ抗酸化力を数値化し、リストにして発表しました。その**上位を占めるのがオレガノ、タイムなどのスパイス、ハーブです**[88]。
　ほかにもクローブ、ナツメグ、シナモン、バジル、パセリ、ロー

レル、ローズマリー、フェンネル、コショウなどたくさんのスパイス、ハーブがリスト入りしています。

欧米の食材が対象なので、シソやワサビは含まれていませんが、これらも抗酸化力が高いことは間違いありません。

このリストそのものは、数値がサプリメーカーや食品業界関係者によって誤用されていることと、これらの食材が人体に摂取されたときの作用と効果を表すものではないとの見解から、2012年に公開文書から削除されました。

その後も、食材の抗酸化力や人体での酸化ストレス(酸化した状態)を測定する技術が進み、**抗酸化力の高い食材の摂取が、人間においても酸化ストレスを下げる力になる**ことが研究で示されています。

苦手な場合はどうしたらいい？

こうした薬味食材は、トッピングに限らずふんだんに使うことをおすすめします。もちろん、ワサビの抗酸化力が高いからといって大量に摂ればよいというわけではありません。

子どもは苦いものが苦手と決めつけずに、いろいろな食材を少しずつ調理に取り入れて、食べられるようにすることが、豊かな食事と健康につながっていきます。

あせらず、少しずつ
取り入れていきましょう！

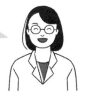

36 缶詰は、可能なら BPAフリーを選ぶ

➡ BPA は人体に有害な物質

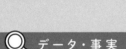

🔍 データ・事実

◆ 缶詰食品は、栄養価が著しく下がるわけではない。

◆ 缶詰食品には、有害物質BPAが溶出している可能性があり、摂取頻度に注意。

🍴 こうして食べる

◆ 非常食として大いに役立つ。

◆ BPAが心配なら、ビン詰めなど、缶以外のパッケージを選ぶとよい。

缶詰って栄養価が低いの？

　缶詰・ビン詰め食品は保存食、非常食として大変貴重です。常備しているご家庭も多いと思います。

　缶詰にフレッシュなイメージはあまりないと思いますが、**新鮮な食材に比べて、著しく栄養価が下がっているわけではありません。**時短にも役立つので、適宜、利用したいところです。

　ただ一般的に、**塩分や味付けの濃いものが多いので、**食塩相当量をはじめとする栄養成分表示をよく見て選びましょう。

缶詰のBPAって何？

　もう1つ、**缶詰を選ぶときの注意点として、BPA（ビスフェノールA）があります。**

　BPAとは、缶詰の内面塗装に用いられる化学物質です。人体にとって有害な物質で、心臓の病気やがんとの関連も示されています。

　ある研究で78種類の缶詰食品を調べたところ、その90%でBPAが検出されました。

　缶詰を食べない場合に比べて、缶詰食品を食べることで、尿中のBPAが1000%も増えたという報告もあります[89]。

　BPAは缶詰だけではなくプラスティックなどの加工包装からの溶出も報告されています。可能ならBPAフリー（BPAを使用していない食品）の缶詰やビン詰めの商品を選ぶようにしましょう。BPAフリーが身近で売られていない場合は、神経質に気にするほうが心身に害となるので、気に留めずに過ごしてくださいね。

37 グルテンフリーにこだわらなくていい

➡ こだわりすぎて栄養障害になることも

🔍 データ・事実

◆ グルテンとは、小麦粉に含まれるたんぱく質のこと。

◆ グルテンフリーが健康によいという情報が広まっているが、医学的な根拠は今のところ弱い。

◆ グルテン除去食（ある特定の食品・食材を除去した食べ方のこと）で栄養障害になることもある。

🍴 こうして食べる

◆ アレルギーがなければ小麦製品は食べてもいい。

◆ ただし、粉ものが多くならないように注意。

グルテンフリーは健康によいって本当？

　グルテンとは、小麦粉に含まれるグルテニンとグリアジンという2種類のたんぱく質がからみ合ってできた、植物性たんぱくを指します。グルタミン酸が豊富で、麩の原料でもあります。

　小麦製品を摂ると小麦に含まれるグルテンに反応して、腹痛や下痢などの心身の不調をきたす方がいます[90]。米国では人口の約5％という報告があります[91]。

　セリアック病という小麦グルテンへの不耐症の病気の方もいますし、リーキーガット症候群という腸のバリア機能が壊れて、病原体や有害物質が体内に入り込んでしまいアレルギーや自己免疫疾患、メンタルの不調などを起こす方もいます。

　ただ、これは小麦を食べるすべての人で起こるわけではありません。一律にグルテンフリーにすべきという根拠はないのです。

グルテン除去食で栄養障害になることも

　除去食とはある特定の食品・食材を除去した食べ方のことです。前述のとおり、小麦グルテンに反応する人が多いわけではありません。小麦グルテンはいろいろな食品に含まれるので、**完璧なグルテンフリー食（グルテン除去食）を実践しようとして、栄養障害になってしまった子ども（大人も）が報告されている**ので要注意です。

　とくにグルテンに反応する体質でなければ、小麦製品をすべて除去しないほうがよいでしょう。実際、昔からある小麦製品の麩は、たんぱく質が少なかった日本の食卓では、貴重なたんぱく源でした。

38 牛乳は1日1杯までにする

➡ 飲みすぎると鉄の吸収を妨げる

🔍 データ・事実

◆ 牛乳は、飲みすぎると牛乳貧血になる。

◆ 牛乳の代わりに、アーモンドミルク、オーツミルクがよい。

◆ アーモンドミルクは1杯（200ml）で1日のビタミンE摂取目安量を超える。

◆ オーツミルクは食物繊維が豊富。

🍴 こうして食べる

◆ 牛乳を飲むなら、1日1杯まで。

◆ アーモンドミルク、オーツミルクはシリアルにかけたり、無糖ココアを混ぜたりするのもおすすめ。

牛乳を飲みすぎると何が起きるの？

「牛乳を飲むと背が伸びる」と、誰もが一度は聞いたことがあるはずです。熱心にお子さんに牛乳を出している親御さんも多いと思います。しかし、牛乳は鉄の吸収を阻害してしまうため、毎日ガブガブとたくさん飲んでいると鉄が不足して[92~95]**牛乳貧血になること**があります。1日200mlぐらいまでを目安にしましょう。

1日に2杯以上の牛乳を飲むなら、そのうちの1杯をアーモンドミルク、もしくはオーツミルクなど、お好みの植物性ミルクに置き換えるとよいですね。

植物性ミルク、牛乳の成分比較

200ml あたり	アーモンドミルク	オーツミルク	牛乳
エネルギー	39 kcal	92 kcal	137 kcal
たんぱく質	1.0 g	0.6 g	6.8 g
脂質	2.9 g	2.8 g	7.8 g
炭水化物	3.9 g	17.4 g	
糖質	0.9 g	14.4 g	9.9 g
食物繊維	3.0 g	3.0 g	
食塩相当量	0.4 g	0.2 g	0.2 g
カルシウム	60 mg	240 mg	227 mg
ビタミンE	10 mg		
ビタミンB$_2$		0.42 mg	
ビタミンD		1.5 µg	

※成分量は、一般的なメーカーのもの。

アーモンドミルクとオーツミルクって何？

　アーモンドミルクは乳白色なので、「アーモンド入りの牛乳？」と思うかもしれませんが、おもな原料はアーモンドと水です。アーモンド自体に強い抗酸化物質であるビタミンEが豊富に含まれているため、アーモンドミルクもビタミンEが豊富です。1カップ（200ml）に10mgのビタミンEが含まれています。

　たとえば6〜9歳児の1日のビタミンE摂取目安量は5.0mgなので、1杯でクリア（摂取目安量は病気にならないための量の目安）。上限は300〜350mgなので過剰摂取にはなりません。

　オーツミルクはオート麦からできた植物性ミルクです。コップ1杯（200ml）中に3gの食物繊維が含まれます。ちなみに1日あたりの食物繊維の摂取基準は、6〜7歳児で10g以上、8〜9歳児で11g以上、10〜11歳児では13g以上となっています。

　なお、オーツミルク1杯に含まれるカルシウムの量は、アーモンドミルクの4倍で、牛乳に匹敵します。

プラスワン

無糖がおすすめ

　アーモンドミルクやオーツミルクは無糖のものをおすすめします。飲みづらい場合は、甘味のついたタイプもあります。そちらを試してみましょう。

39 ハム、ソーセージは可能な範囲で無添加を

➡ 発がんリスクが高まるため、摂取量に注意する

🔍 データ・事実

◆ 加工肉を食べすぎると**がんリスクが上がる**。

◆ 窒素系発色剤などを含む食材の摂りすぎで「寿命が短くなる」というデータあり。

🍴 こうして食べる

◆ ハム、ソーセージは、一度ゆでてから食べる。

加工肉を食べすぎるとどうなるの？

　2015年のIARC（国際がん研究機関）の調べで、**加工肉をたくさん食べることでがんリスクが上がる**ことがわかり、ハム、ソーセージは「がんになりやすい商品群」である「Group 1」に分類されました[*96]。

　一般的なハム、ソーセージに含まれる添加物は、

- ●保存料、防腐剤、着色料などであるリン酸塩
- ●調味料として使われるアミノ酸
- ●発色剤（亜硝酸ナトリウム）

などで、これらには発がん性物質が含まれています。

　また、脂肪が多い加工肉は体を酸化させます。添加物を含む食品を多く摂ると、そうでない場合に比べて総死亡率（添加物を含む食品を摂った人が、死因にかかわらず亡くなった数の割合）が上がるという研究もあります[*97]。ハム、ソーセージを選ぶときは、食品の栄養成分表示を見て、**可能な範囲で無添加のものを選ぶ**とよいでしょう。

　ただし、日本人の加工肉の消費量は欧米ほどではないので、ソーセージを1日に1〜2本食べたからといってがんになるわけではありません。IARCで参照された研究では、加工肉を50g多く食べると結腸がんの相対リスクが18%上がるという結果が出ています[*98]。

プラスワン

なぜゆでてから食べる？

　ハムやソーセージなどの加工肉はゆでて食べることで発がんリスクが下がることが、2015年にWHOから発表されています。フライパンやグリルで焼くとリスクが上がってしまうことも報告されています。

40 できることからで、大丈夫

➡ 神経質にはならないで。給食という
　 頼もしい存在を忘れない

🔍 データ・事実

◆ 食事に関して神経質になりすぎると、ストレスを感じて
しまう。

◆「日本人の食事摂取基準」に基づいて、日本の学校
給食は望ましい栄養量が考えられている。

◆ 栄養素が摂れるだけでなく、さまざまな食材に親し
めるよう工夫されている。

🍴 こうして食べる

◆ 学校給食で牛乳を飲む場合は、家庭ではお茶や
アーモンドミルクなどに置き換える。

◆ 免疫力が落ちやすい冬の時期には、ビタミンA、C、E
など抗酸化力の高い栄養素を意識する。

ちゃんとした食事を作ることに
プレッシャーを感じてしまったら?

「平日は給食を食べているから大丈夫」と思っている親御さんは多いでしょう。実際、学校給食では「日本人の食事摂取基準」に基づき栄養士さんが献立を作ってくれています。

もちろん、給食だけで十分とは言えません。しかし、忙しい日々を過ごすなかで、完璧な食事を準備するのは、負担に感じるはずです。そんなときは、給食の存在を思い出し、肩の力を抜いてください。

この本は、「そんな情報知らなかった」ということがないように、最新情報に基づいてお伝えしています。**すべてを実践しなければいけない、というわけではありません。**気になるところ、できることからで大丈夫です。くれぐれもストレスに感じることがないようにしてくださいね。

プラスワン

ビタミンA、C、Eは摂りやすい

ビタミンA、C、Eは、不足している人も多いですが、サプリメントなどを用いることで比較的補充しやすい栄養素です。ビタミンAは油とともに摂取すると体内に吸収されやすくなります。ビタミンCは摂取してもすぐに体外に排出されてしまうので、風邪をひきやすい時期には、サプリメントでの補充も検討するとよいでしょう。ビタミンEも抗酸化力が高いので、おやつにアーモンドやピーナッツなどを取り入れるのもおすすめです。

「甘いもの」の習慣は
なるべく減らしたい

　乳幼児期から甘いものを食べることが習慣化していると、大人になってからタバコ、アルコール、ドラッグなどへの依存リスクが高まることがわかっています。糖の摂りすぎは皮膚（ニキビ）、脳（気分障害、情緒障害、学習能力の低下、集中力低下）、消化器（脂肪肝）など、全身に影響を及ぼします。脳を萎縮させ、脳機能を低下させることも研究報告されています[99,100]。

　私たちの脳には、欲求が満たされると幸福を感じる報酬系という回路があります。報酬系は糖が入ってくるたびに糖の閾値（満足する値）が上がっていくので、上限なくいくらでも欲しいと感じるようになります。日常的に甘いものを口にする習慣がある場合は、食べる頻度を下げ量を減らして、閾値を下げてあげましょう。

　甘いものを摂らないようにするには、お菓子など糖分の高そうなものを「見ない、買わない、持ち込まない」ようにすることをおすすめしています。もしもチョコレートやアイスクリームを毎日食べている場合は、まず回数を減らしましょう。毎日ではなく、3日に1回、1週間に1回、とだんだん減らしていきます。そして、食品棚や冷蔵庫、冷凍庫に保管しないようにします。

　おやつをさつまいも、かぼちゃ、くだもの、ナッツ、豆類、するめ、酢昆布などに変えるほか、習い事や遊びといったことで報酬系を刺激するのも一案ですね。

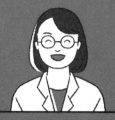

PART

3

子どもの食事

もっと知りたい
10の
基本

41

嫌がる食材でも 8〜15回は 食卓に出す

➡ ポジティブに出し続けることが大事

子どもが食べなくても、落ち込まないで

　ある研究で、子どもが嫌がって食べないものでも、8〜15回食卓に出すことで、食べられるようになることがわかっています[101]。栄養のために食べてほしい食材を子どもが食べなかったとしても、大丈夫です。

　子どもが食べるようになるためのポイントは、

- ●親が食に対して、前向きに取り組むこと
- ●親も楽しく食事をすること

です。「これは子どもの心と体にとってよいことだ」と前向きな姿勢でいることはとても大切です。そして親がおいしそうにしながら楽しく食べていると、子どももやがて食べるようになります。

　毎回の食事が「食べる」「食べない」をめぐるバトルになるのはとても悲しく、避けたいことですね。食べることは本来うれしいこと、楽しいことであり、つらいことではないのですから。

42 子どもと一緒に料理をする

➡ 子どもの生きる力を育む

子どもが料理をするとよい影響があるの？

　食事は手作りでなければいけないわけではありません。市販の惣菜を買ってきたり、冷凍品を活用したりしても、まったく問題はありません。

　ただ、楽しく料理をする環境があるのは、よいことです。子ども自身が幼いころから料理に参加し、主体的に調理できるようになることは、生涯の健康作りにとても大きな意味があります。料理のスキルを獲得する過程で、賢く食べること、作ることが身につき、**生きる力につながります**。

　料理・調理が苦手な人よりも、できる人のほうが、総じて健康であるという研究もあります（職業としての料理人は別）。混ぜるだけ、切るだけなど、かんたんなメニューでいいので、ぜひお子さんと一緒に台所に立ってみましょう。

43 市販の惣菜は、塩分控えめを選ぶ

➡ 最初は物足りなくても、だんだんおいしく感じるようになる

市販の惣菜は塩分に気をつければOK

　一般的にコンビニの惣菜は、その流通の性質上、**保存が利くように塩分がやや多め**。また保存料を添加するなどの工夫がされていることが多いようです。

　デパートの食品売場の惣菜は、保存のための添加はあまりありませんが、お店によっては値段が張ることもあります。閉店前の安売りどきはねらいめですね(笑)。

　私たちは細胞の「リセプター(細胞の表面にあるアンテナのようなもの)」で塩分を感知しています。いつも塩分多めのものを食べていると、「僕たちの出番だ！」とリセプターが認識して、その数が増えていってしまいます。

　そしてリセプターが増えすぎると、薄味のものでは満足できなくなり、結果として塩分を摂りすぎてしまうのです。

しかし塩分を少しずつ減らすと、リセプターの数も少しずつ減っていきます。やがて薄味でもおいしく感じることができるようになります[102]。

食品の栄養成分表示を見るときは「食塩相当量」で何gかを確認してください。2020年の日本人の食事摂取基準では、6〜7歳の場合、1日あたり**4.5g未満が基準**とされています。成人では男性7.5g未満、女性6.5g未満ですから、**大人と同じ味付けでは摂りすぎてしまいます**。できるだけ少ない塩分量に抑えたいですね。

市販の惣菜を買うときは、
「たんぱく質を摂れるか？」の視点でチョイス

街の惣菜店で購入するときも、味付けは薄めのお店を利用してください。

「何を買おうかな？」と迷ったら、たんぱく質を摂れる惣菜かどうかという視点で選んでみてください。焼き鳥や粕漬けの焼き魚など、調理が手間であったり、家では作りにくかったりするものを選ぶのもいいですね。手間のかかる煮物やワンパターンになりがちなサラダも便利です。特別な日には、主食と主菜が同時に摂れるお寿司などでDHA、EPAを補給してみましょう。

市販の惣菜は
OKですが、
揚げ物は避けて！

44 農薬や添加物について知る

➡ 正しい知識で、
より安心安全な食を取り入れる

日本の農薬って、安全なの？

　農薬の規制は各国で異なります。

　日本では、除草剤、殺虫剤などの農薬の安全性について、農林水産省、厚生労働省、環境省、内閣府など、各機関が連携して毒性試験・安全性試験が行われていて、ADI（摂取しても安全な量）が定められています。

　見た目も味もよい商品を作るのは、自然環境に左右される農作物の場合、かんたんなことではありません。「農薬の使用ゼロ」だけが正解というわけではないでしょう。

　日本で一般に販売されている食材は、決められた基準を守っています。ですから残留農薬レベルから見て「農薬を使った食材は人体に有害」ということはありません。

　しかし、欧米では使われない除草剤、殺虫剤が使われていること

も事実です。たとえば日本のいちご栽培には、欧州では使われない
ネオニコチノイド系農薬（殺虫剤）が使用されていることが話題にな
りました。

　また海外では次のようなデータもあります。農薬が使われている
地域の近くで生まれた子どもたちと、そうではない地域の子どもた
ちを比較すると、前者の地域のほうが自閉症が多かったという研究
が、米国のカリフォルニア大学デービス校から出ています[103]。

　米国で「農薬が要因でがんになった」とバイオ化学メーカーのモ
ンサント社を訴えた裁判で原告が勝訴したニュースは、日本でも注
目されました[104]。

　輸入品の規制が緩和され、**輸入小麦や大豆、畜産肉に使用される
抗生物質などの薬剤も懸念されています。**

　しかし現在各国で、**多様な減農薬、無農薬の方策が革新的に展開
されつつある**のも確かです。それらの活動を応援しつつ、一般的に
流通している野菜も、神経質になりすぎずに取り入れるのがよいと
考えます。

日本の添加物って、安全なの？

　添加物の安全性についても、国が定めた規制があります。**国際比
較をすると、日本よりも欧米のほうが厳しいですね。**

　一方、食品に栄養素を加える栄養強化（たとえばシリアルにビタ
ミンDをプラスしたり、ドリンクにカルシウムをプラスしたりす
ること）としての添加物は、日本よりも海外諸国のほうが多く使用

されています。ですから食品によっては、日本のほうが栄養素の不足・欠乏を改善しにくい側面もあります。

日本の有機食品は進んでる？

「有機食品を選ぶ理由は何ですか？」という質問に対して、欧州では「地球のために選ぶ」という回答が1位です[105]。

2015年にイタリアのミラノで開催された万国博覧会は「地球の食と栄養」がテーマでした。そこで最も注目されたのが、有機栽培(循環型農業)を広めることが地球の健康を維持できることにつながり、地球の飢餓対策にも効果を発揮すると訴えていた、国連パビリオンでした。

一方日本では、2015年に私が日本公衆衛生学会で「有機食品に対する日本の母親の意識調査」という研究を発表しています。

「有機食品を買う理由」として日本人が回答(複数回答)したのは、「安全だから 95%」、「味がよいから 25%」、「地球にやさしいから10%」でした[105]。

日本には「有機が地球のためである」という情報もまだ十分に届いていないようです。

日本人は「食」に対する意識が高いと思っている人は多いかもしれません。しかし、世界的に見ると決してそう言い切れないのが現状です。

まずは人間の口に入る食品が、どこで、どうやって、だれが作っているのかという意識をもつことから始めてみませんか？

45 食べる時間を決める

➡ 夜8時以降の食事は避けて

「いつ食べてもいい」わけではない

　私たち生き物は、日中に「異化反応(分解して使うこと)」が進み、夜間に「同化反応(蓄積すること)」が進むというパターンを備え持っています。

　ですから、夜8時以降に食べると、余分なカロリーが体内に蓄積されてしまうので、要注意です。夕食は夜8時までに済ませましょう[106]。

体内時計は「食」で調整されている

　体内時計という言葉を聞いたことはありますか？　私たちの体内には、

- ●脳にある「中枢時計」
- ●全身の細胞にある末梢の「末梢時計」

があり、それぞれが情報をやりとりしながら働いています。これが体内時計です。

　朝食を摂ることで１日の活動のスイッチが入る、つまり体内時計のスイッチがオンになるので、朝食を決まった時間に摂ることが大切です。もちろん、たんぱく質重視の朝食がベストです[107,108]。

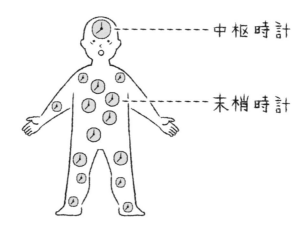

中枢時計

末梢時計

　朝食を抜くと体内時計のリズムが弱くなり、調子を崩しやすくなるという研究結果があります。

　また、高脂肪食を続けると体内時計の時間の刻み方が長くなります。時計の刻みが長くなると、１日のリズムが24時間より長くなり、自分のカラダの代謝リズムが、実際の時計・時間とずれていきます。これは非常に不利・不都合なことで、自分が社会とずれていくという状態になってしまいます。

　規則正しく、１日に３食きちんと食べると体内時計が正確に進み、脳を含めたカラダの働きにもよい影響があります[109]。

46 ながら食べは させない

➡ 発達や安全性の
観点からもよくない

「見ながら食べ」「歩き食べ」は OK?

テレビを見ながら食べると肥満リスクが上がるという研究があります[110]。

どの年齢であっても、できれば、テレビ、パソコンモニター画面などがオフになっている環境での食事が望ましいです。**食べ物の色、形を見て、香りを感じて、口に入れたときの食感も味わいながら食事をしましょう。**さらに一緒に食事をしている人とお話ししながら食べるのが理想です。

また、歩き食べも NG です。お行儀が悪いということ以前に、窒息リスクが上がります[111]。

走り回りながら食べた、多すぎる量を口に入れてしまったなど、食事に集中しないことにより、命を落としてしまったお子さんが何人もいます。

47 1人の食事はなるべく避ける

➡ **複数人での食事がよいことが、さまざまなデータでわかっている**

子どもが1人で食べるのはOK?

食事の時間に子どもが1人で食べている家庭も多いと思います。当クリニックの患者さんでも、いくつもそのような家庭があります。家庭の事情で仕方のないことではありますが、できるだけ個食、孤食とならないように、工夫をお願いしたいです。

1人で食べる人たちと、複数で食卓を囲む人たちでは、食事のバランス、野菜の摂取量、全体的な健康度、テロメア長(染色体の先端部分。長いと長生きする)など、**さまざまな分野で差が出ることが研究でわかっています**[112]。

この孤食の問題は、個々の家庭ではなく、社会全体で考えるべきことです。いろいろな事情で子どもを1人にせざるを得ない家庭があることを忘れず、それぞれができる形でフォローできたらと考えています。

48 おやつは
食べる分だけ
盛る

➡ 食べる量は親がマネジメントする

おやつを食べすぎてしまう。どうしたらいい?

　基本的には大人が、食事の管理をしましょう。子どもは、何をどれくらい食べるのが正しいのか判断できません。

　おやつはあらかじめ、食べていい量だけをお皿に盛り付けるなどしておくとよいでしょう。手間かもしれませんが、お皿をデコ皿(好きなキャラクターのお皿等)にしたり、かわいいドイリー(レースペーパー。100円ショップでも売っています)を使ったりすると、気持ちが盛り上がっておすすめですよ。

　おやつ・間食でも、食べすぎると胃が拡張して満腹に感じにくくなり、肥満につながります。「食事の前には、スナック菓子や甘いものを食べない」と1歳のときから家庭で決めて、家族全員で実践してみてください。子どもが成長して一人暮らしを始めても、食事前に甘いものを食べなくなります。習い性は小さいときから一貫して続けると一生ものになります。

49 離乳食は 生後5〜6か月から 始める

➡ たんぱく質不足に陥らないように注意

離乳食を始めたら窒息事故に注意

2021年のWHOのガイドラインでは、生後6か月まで母乳、生後6か月からすみやかに離乳食を開始するよう推奨しています。

生後5〜6か月で離乳食を開始したあとは、食品による窒息事故が意外と多いため、日本小児科学会は十分気をつけるよう、注意喚起をしています。

日本ではここ50年くらい、離乳食は白米の10倍がゆで始めることが主流ですが、他国ではオートミールや野菜から与え始めるところが多いです。

一部でBLW(ベイビーレッドウィーニング ＝ 赤ちゃん主導型離乳食)が注目されています。赤ちゃん自身がいつ何を食べたいかを決めるというコンセプトは魅力的に感じるかもしれませんが、栄養失調・栄養障害になる例も多く、おすすめできません。

アレルギー予防のために、たんぱく質摂取を

生後5～6か月ごろからたんぱく質を口から摂取していくことで、食物アレルギーの予防になることが研究で示されています[113]。

日本では、食物アレルギーを過度に恐れて、離乳食にたんぱく質を取り入れるタイミングを、1歳くらいまで遅らせている例をたくさん見ています。しかし、それでは**体と脳の発達に必要なたんぱく質が不足して、栄養不足、栄養失調の状態**になってしまいます。

豆腐、しらす干し、固ゆで卵の黄身など、たんぱく質を慎重にかつ着々と与えていきましょう。

その際、観察・記録用に、スマホの離乳食記録アプリや写真などを活用するとよいでしょう。いろいろな離乳食記録アプリがリリースされています。月齢ごとに使える食材のチェックや、食べた食材の記録はもちろん、嫌がった食材やアレルギー反応が出た食材も記録できます。ご自分の好みや使い勝手に合ったものを利用するとよいでしょう。

＼プラスワン／

母乳か粉ミルクか

母乳にはとても貴重な免疫成分が含まれています。母乳研究が進み、粉ミルクの成分内容が母乳に近づくよう進化してきていますが、まだ母乳にしか含まれない成分があります。できる限り生後6か月ごろまで、母乳を与えることをおすすめします。一方、母乳には少なくて粉ミルクに含まれている成分もあります（鉄、ビタミンD等）。何らかの事情で母乳をあげられない場合もありますので、母乳に足りない成分を粉ミルクで補うのもよいでしょう。

50 子ども用の サプリメントは 積極的に活用する

➡ 食事だけで完璧を目指そうとしない

食事だけで十分な栄養を摂らせたいけど、現実は？

　欧米のサプリメントの歴史から比べると、日本のサプリメントの歴史はまだ浅く、いまだに多くの親たちが「食事で栄養をまかなえるようにしたい」と考えているようです。

　ところが、

- 食材そのものに含まれるビタミン・ミネラルの量が、以前よりも確実に減っている
- 食事だけで心身の健康を作り、維持して、増進するだけの栄養を摂ることが実際には難しい
- バランスのよい食事を摂ることが、ほとんどの家庭において不可能に近い

という現実があります。

　それを踏まえて乳児のころからでも、栄養補充療法としてサプリメントを導入してよいと考えています。

どのサプリメントが安全なの？

　ドラッグストアやネットで、大容量のサプリメントが安く、お買い得感満載で販売されています。しかし、ネットでのサプリ購入には注意が必要です。なぜなら粗悪品も多く、肝障害などカラダを壊すことが実際にあるからです。

　子どものサプリ選びは、できれば信頼できる医師に相談してください。信頼する医師が「サプリメントは摂らなくても大丈夫ですよ」と答えたら、その意見を尊重して、摂らないという方針に決めるのも間違いではありません。

　相談できる医師が近くにいない場合、**誰もが聞いたことのある製薬会社や大手メーカーの製品を選ぶ**のが1つの方法です。

　当クリニックでは血液検査を行って、栄養成分の摂取を確認しています。市販されているあるメーカーのサプリメントを4か月摂取した患者さんを検査したところ、補給されているはずの栄養素の数値が上がっていなかったという例が数件あります。

　相談できる医師がいないといった理由で、サプリメントを使うことに不安があるようなら、ドラッグストアをはじめとするショップで販売されている、乳幼児向けの栄養機能食品(鉄やカルシウムが強化されたウエハースなど)や、ビタミンDが強化された卵、甘くないシリアルといったものから取り入れてみましょう。

「漢 方 薬 」は 子 ど も に も 効 く

　当クリニックでは漢方薬をよく処方しています。漢方薬は、今から1000年以上前に中国からもたらされた医学が、日本で独自に発展した日本の伝統医学です。

　漢方は「全体を診る」という考えで実践されます。西洋薬はAの病気にはAの薬を処方する一対一の対応が多いですが、漢方薬は患者さんの体質・タイプ全体を診て選びます。

　漢方薬は「体質改善のためのもの」「すぐには効かず、何か月も続けなきゃいけないもの」というイメージを抱く方も多いと思います。しかし、急性期に使えてすぐに効果が出るものもあります。また、赤ちゃんの夜泣き、幼児のおう吐、下痢、発熱、学童の不安症、夜尿症など、多方面に有効な漢方薬がたくさんあるのです。「葛根湯」などはドラッグストアで売られていますが、医師が処方するものとは濃度が異なります。小児にもやさしい漢方薬をいくつかご紹介しましょう。ただし、症状に対して漢方を選ぶというよりも、体力がある子ない子など、体質・タイプによって選ぶので一覧は参考までに。処方は漢方薬を扱いなれている医師に任せましょう。保険が適用されるのでお財布にもやさしいですよ。

乾いた咳に効く	麦門冬湯（ばくもんどうとう）
鼻水に効く	小青竜湯（しょうせいりゅうとう）
下痢・吐き気に効く	五苓散（ごれいさん）
便秘に効く	麻子仁丸（ましにんがん）

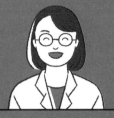

PART

4

悩み別

子どもの食事
処方せん

不安感が強く、問題行動を起こします

小学校6年生の男の子。食物アレルギーがあり幼少期から
食べられるものが限られていた。
授業中、叫ぶようになり、先生からは注意され、同級生からも
疎まれていた。本人は、同級生が「変なこと」をしてくるから、
とても強い不安を感じて大きな声を出してしまうとのこと。

回答　*Treatment/intervention*

血液検査の結果から鉄と亜鉛の欠乏、そしてたんぱく質の不足が
わかった。鉄と亜鉛を処方し、食事指導を行って、無添加のプロ
テインパウダーの追加を指示した。

※該当食品にアレルギーがある方は必ず医師にご相談ください。

経過　*Outcome*

内服開始から2週間で、教室で叫ばなくなり落ち着きが出てき
た。半年間、欠乏栄養素を内服し、フォロー採血を実施。順調に
欠乏が回復して、基準範囲内から最適レベルまで改善。勉強への
取り組み意欲も増して、成績も上がっていった。

鉄と亜鉛の欠乏で、
情緒不安が起きることがあります

　お子さんにトラブルや不調があると、つらくなりますね。この
PARTでは、実際に私のクリニックでよく相談されるお悩みを中心
に、解決策をお伝えしていきます。

　鉄が不足・欠乏しているだけで、**いら立つ、すぐキレるなどの情
緒障害になりやすく、暴力的・攻撃的になることもあります**[18]。
　また、**亜鉛の不足・欠乏でも気分が沈みやすくなる、集中できな
いなどが起きることがあります**[23]。

　鉄の欠乏で**鉄欠乏性貧血**になることはご存じの方も多いと思いま
すが、**亜鉛欠乏性貧血**もあります。これはよく見られる症状の1つ
で、鉄はギリギリ足りていても、亜鉛が欠乏しているために起きる
「貧血」です。さらには**ビタミン欠乏性貧血**という症状もあります。
　血液中の亜鉛の数値が基準範囲内でも、実際には足りていない場
合が多く、最適レベルまで上げたほうがよいでしょう。
　ちなみに医学の世界では、不足と欠乏は次のように異なる意味な
ので、使い分けをしています。基準範囲内だったとしても、ギリギ
リの数値の場合は、注意が必要です。

●**不足 ＝ 血液検査の数値で基準範囲内ではあるものの、機能するに
　　　は足りないレベル**
●**欠乏 ＝ 血液検査の数値で基準を下回っているレベル**

　鉄と亜鉛の両方が欠乏している貧血は身体症状にとどまらず、脳

の神経の作用にも影響します。ですから片方だけの症状よりも困りごとが大きくなります[114]。

ダブルで不足すると
不安感がさらに強まります

　鉄と亜鉛、どちらの不足・欠乏も不安を強くします。ですから、両方が不足・欠乏すると、さらに強い不安を感じるでしょう。

　鉄の不足・欠乏で、記憶や高次機能を担当する海馬の機能低下、脳の情報処理速度の低下、気力の低下、学習障害、朝起きられない、学校に行けないといった症状の現れる「起立性調節障害」のリスクが上がります。

　身体面では、めまい、立ちくらみ、易疲労、息切れなどが生じ、幼少期はあまり自覚がなくわかりにくいのですが、目に見えない脳のなかで影響が起きています。

　亜鉛の不足・欠乏では、皮膚炎、口内炎、免疫力の低下、成長障害などが知られています。脳内では、うつ、記憶力低下などに関与していることがわかっています。もともと亜鉛は脳の記憶の場である海馬と大脳皮質に多く存在しているからです。

　鉄が足りないところに亜鉛も足りないと、**ほかにも「起こりやすくなる」**不調があります。免疫力の低下はもとより、メンタル面では、うつ、不安神経症、チックなどです。

　チックのお悩みで当クリニックを訪れる親子も多くいらっしゃい

ます。血液検査を経て、鉄と亜鉛の処方（ほかに不足・欠乏してい
るものがあればそれらも必ず補充）をすると、波はあるものの、ゆっ
くり改善していく場合がほとんどです。

自閉症、ＡＤＨＤ、発達障害の子どもにも鉄・亜鉛欠乏が見られることがあります

　当クリニックでは、発達障害のお子さんをよく診ています。軽い
症状から重い症状まで、生後０歳から17歳、あるいは大人の
ＡＤＨＤの方まで、たくさんいらっしゃいます。

　これらの子どもたち、大人の方たちは、ほぼ100%、鉄と亜鉛が
不足、もしくは欠乏しています。発達障害があると、より不足・欠
乏しやすいことが研究でわかっているので、注意が必要です。

　全員ではありませんが、自閉症の子どもで癇癪がひどい場合も、
鉄と亜鉛を処方で補充していくと、数か月後には癇癪の回数がめっ
きり減るケースが多く見られます。

　また発達障害ではないお子さんが、「何となくむかつく」といつ
も言っていたので、鉄と亜鉛を処方したところ、おだやかな性格に
戻りました。

プラスワン

鉄と亜鉛で成績アップ

　鉄・亜鉛の補充により学校の成績が上がることも研究で示さ
れています。実際、私のクリニックで診察している子どもたち
は、食事指導と補充療法後に、勉強への取り組み姿勢が変わり、
それまでは受験を考えていなかった子が積極的に進学について
相談してくるようになったりしています。

お友だちと
よくトラブルになります

悩み
Case

小学校2年生の男の子。幼稚園児のころから
お友だちとのトラブルで、何度も先生から呼び出しがあった。
本人の言い分は、こちらがやめてと言っても
相手が何度も肩を押してきたなど。
朝、いつも時間がなくて
朝ごはんはほとんど食べていなかった。

回答
Treatment/intervention

受診時の問診・血液検査結果からたんぱく質の不足がわかった。

朝食に、卵1個、高たんぱくヨーグルトにプロテインパウダーを

追加するなど、たんぱく質を重さ80g以上（指先までの手のひら

1杯分以上）を食べるように指示した。

※該当食品にアレルギーがある方は必ず医師に相談してください。

経過
Outcome

1か月ほど経過したあたりから、トラブルがめっきり減り、友だ

ちも増えて学校に楽しく通えるようになった。

朝食にたんぱく質をしっかり摂取することで
お友だちとのトラブルが減ります

「うちの子はすぐに怒ったりイライラしたりして困ります」というお母さんの横で「ママのほうがいつも怒っているよ……」と口をはさんでくる子ども。こういった光景はクリニックでよく見かけます。

PART 1 でもお伝えしたとおり、たんぱく質をしっかり摂ることで周囲の人たちとのトラブルが減ることを示す研究が、1990年代から出ています[2]。2017年には朝食でたんぱく質をしっかり摂った人ほど、やさしい態度がとれたという結果が出ています[3]。この場合の「しっかり」とは、たんぱく量(食品に含まれるたんぱく質の量)で35g。大人での研究とはいえ、多い量です。

この研究はドイツの大学生を対象に行ったものです。同じカロリーの朝食で、炭水化物が多いグループとたんぱく質が多いグループに分かれて、「最後通牒ゲーム」を行ったところ、「炭水化物の多いほう」が相手からの提案を拒否する傾向が高く、「たんぱく質の多いほう」が、相手の提案をより受け入れたという結果でした。

このゲームは行動経済学やゲーム理論の研究で行われます。

内容は、

- ●提案者Aが、まとまった金額を預かる
- ●そのうちのいくらかを受諾者Bにあげることを提案する
- ●金額はAが自由に決められる
- ●Bがその金額を受け入れれば、両者ともその報酬を持ち帰ることができる

●Bが拒否すると2人とも手ぶらで帰ることになる

というものです。

　たとえば提案者であるAが「10万円のうち、1万円を相手(受諾者B)にあげます」と提案したとします。Bはそのオファーを拒否すると、もらえるお金は0円ですが、受け入れれば1万円もらえます。

　さて、あなたならこの提案を受け入れますか？　もらえないより1万円でも手に入るほうが得と考えて、OKするでしょうか。

　実際にこのゲームを行うと、拒否する人が高い確率で現れます。受諾者は「**自分がこんなに少なくて、相手が多いのはずるい**」と感じ、提案者が得をしないように、すなわち相手への懲罰感情から拒否します。公平感覚、利他心などを反映し、寛容な心をもち、他者の受け入れが広い人ほど拒否しない、相手を罰したいと思う人ほど拒否をするといわれています。

たんぱく質と気分・情緒は密接に関係している

　この研究は食べ物の内容(炭水化物、たんぱく質、脂質、ビタミン・ミネラルなど)によって社会的な行動、人間関係に関わる行動が変化することに注目した研究です。

　20年ほど前の食事と情緒に関する研究では、血糖が下がると、うつやいら立ちが起きることが注目されていました。甘いものを食べるとその瞬間は幸福感を覚えますが、その後にインスリンが分泌

されることで血糖が急降下して、疲労や気分の沈み、眠気、いら立ちが起きるというものです。

　しかし今は、単純に血糖の問題ではなく、たんぱく質を構成するアミノ酸が私たちの脳内ホルモンの原材料でもあることから、たんぱく質と気分・情緒の関係性も研究されています。

　この結論として研究者らは、朝食の栄養成分と量・内容が社会的な意思決定を左右することを示した、としています。血糖の上下だけでなく、チロシンやトリプトファンなどアミノ酸(たんぱく質を構成する成分)の変化を血液検査でも調べているので、**食事の内容と反社会的な行動が密接に関わっている**可能性があることを示す、と結んでいます。

\プラスワン/

たんぱく質が少ないとキズが治りにくい

　皮膚や髪の毛、爪などはたんぱく質です。摂取するたんぱく質が足りなければその質が落ちるのは自然なこと。爪が割れやすくなったり、毛髪がパサパサになったりします。キズの治りが悪い患者さんのたんぱく量は、血液検査でも低値です。

　日本人のたんぱく質摂取量は、1950年ごろから高度経済成長とともに増加しました。その後1990年代半ば以降から減り始め、近年は1950年(昭和25年)ごろと同じくらいの水準です。この傾向は10代の年齢層でも同様です。

　このような状況から、従来の基準よりも多く摂取したほうがいいのではないかという研究報告が出ています。

　実際にクリニックの診察室で心身の調子を崩した子どもたちを診ていると、たんぱく質が不足している子が多く、深刻な状況であることを感じます。

皮膚が弱くて困っています

悩み

小学校5年生の女の子。小さいときからアトピー性皮膚炎と
診断されてステロイドを含め、複数の軟膏をいつも塗っていた。
全体的に皮膚の乾燥があり、ひじとひざの内側などがときどき
とてもかゆくなる。皮膚が弱いので日光は極力避けて
日焼け止めクリームを母が塗っていた。

回答 — Treatment/intervention

血液検査の結果から、亜鉛とビタミンDの欠乏がわかった。亜鉛
を処方したほか、ビタミンDは、安全で効果がある手頃なサプリ
メントをおすすめし、食事指導をした。

※該当食品にアレルギーがある方は医師にご相談ください。

経過 — Outcome

処方から1か月後、皮膚に大きな変化は感じないが、ステロイド
を塗る回数が減ってきた。汗をかくとまだかゆみが出る。夏は冷
房による乾燥と汗で悪化しやすいが、2か月以降も亜鉛とビタミ
ンDを飲み続けて少しずつ落ち着いてきている。

亜鉛欠乏に加えて、ビタミンDの欠乏は
皮膚トラブルのもとです

　医師向けの「亜鉛欠乏症の診療指針」でも、診断基準の項で皮膚炎が最初に記されているほど、**皮膚トラブルと亜鉛は密接な関連**があります。皮膚の調子がなかなかよくならない場合は、亜鉛不足を疑ってみましょう。

　また、ビタミンDのリセプター(細胞の表面にあるアンテナのようなもの)は、全身のほぼすべての細胞にあり、皮膚においてもビタミンDは必須の重要な栄養素だということがわかっています[115]。

　本来、私たち人間が必要とするビタミンDの8割近くは、日光を皮膚に直接浴びることで作られます。しかし現代人の多くは日光を避けて生活していますね。赤道よりも北(南半球の場合は南)に自分が位置していれば、それだけ浴びる紫外線が弱くなって、作られるビタミンDも少なくなります。日本の場合、**静岡県より北に住んでいたら、太陽を浴びることで作られるビタミンDは不足している**と考えてよさそうです。

爪がもろいのも亜鉛とビタミンDの
欠乏によることが多いです

　爪がとてもやわらかくて破れるようにもろかったり、クニャクニャしたりしている場合も、亜鉛とビタミンDが不足していることが多いです。亜鉛とビタミンDを補って3か月ほどすると爪がしっ

かりと、前よりも固くなっていきます。

　ビタミンDが不足・欠乏していると、ミネラルが体内でうまく活用されません。たとえば、カルシウムが足りていたとしても、ビタミンDが不足しているとそのカルシウムを活かすことができないのです。

　イランの子どもたち300人以上を調べた研究では、ビタミンDが足りない子どもは亜鉛も足りないという、はっきりとした相関関係が見られました[116]。

乾癬もビタミンDと関係があります

　皮膚の病気に「乾癬（かんせん）」があります。この症状は皮膚の表面近くの角化細胞の層で異常に早い周期で細胞が増えてしまって、その結果皮膚が分厚く、ごつくなります。その後、すぐに剥がれて鱗のようになったり、フケのようになったりします。

　これもビタミンDと密接な関連があるという研究が多くあります。**ビタミンDは、内服するのがベスト**です。外用薬のビタミンD軟膏がありますが、日本で保険適用のビタミンD外用薬は「活性型」というもので、高カルシウム血症のけいれんなどの副作用が起きることがあるので注意が必要です。そのほか、**ニキビがビタミンDと亜鉛に関連している**ことを示す研究文献がたくさんあります。

　「すべてのお悩み解決策」とはいかないものの、ビタミンDと亜鉛のストライクゾーンはかなり広めのようです。また、目的が皮膚トラブルの解決だったとしても、ビタミンDを服用することで寝起きがよくなったり、気分が安定したりするなどのうれしいおまけもついてきます。

肌が乾燥して
ひどくかきむしります

悩み

Case

小学校1年生の女の子。
いつもガリガリと自分で体のあちこちをかいている。
全身が乾燥していて触ってもしっとりしていない。

回答 *Treatment/intervention*

視診と触診で全身に乾燥が見られ、血液検査ではDHA、EPA、亜鉛、ビタミンDが低値であることがわかった。

保湿と保護の2種類の外用薬を処方。さらに食事指導で魚、とくに青魚をできれば毎日食べるようすすめた。いきなり魚を毎日食べるのは難しいので、サプリメントのDHA、EPAオイルをみそ汁などに混ぜて、600mgほど摂ってもらうようにした。

※該当食品にアレルギーがある方は医師にご相談ください。

経過 *Outcome*

処方から3か月後の再診では皮膚の乾燥が改善していた。DHA、EPAのオイル、外用薬を継続し、さらに3か月後には、皮膚がもっちりしてきた。

DHA、EPAなどオメガ3の不足・欠乏は 皮膚の乾燥や炎症に関連しています

158ページでご紹介したお悩みと似ていますが、今回は皮膚の乾燥を重点的に見ていきます。

皮膚の乾燥は、皮膚バリアが傷ついている状態なので、アレルゲン(アレルギーの元の物質)や病原体などが皮膚から体内に入りやすくなっています。また、**乾燥を放置するとアレルギーや不調を起こしやすくなります**。しっかり対策を講じていきましょう。

今回の場合、血液検査でDHA、EPAが低値であることがわかりました。DHA、EPAは青魚に含まれるオメガ3系脂肪酸です。58～63ページなどでもお伝えしたとおり、オメガ3系脂肪酸は心身によい作用をもたらします。もちろん皮膚への効果も大きく、不足・欠乏すると皮膚の乾燥や炎症の原因になります[117]。

DHA、EPAをしっかり摂り、カラダの中からも皮膚の乾燥を改善していきましょう。

アトピー性皮膚炎と乾燥肌

アトピー性皮膚炎はかゆみと炎症が特徴で、その原因の1つには皮膚の乾燥があります。赤ちゃんのときから皮膚が乾燥していると、皮膚バリアが壊れやすくなっています。そして弱った皮膚を通してアレルゲンや病原体が入り込みやすい状態になり、そこからアトピー性皮膚炎やアレルギーが進んでいくことがあります。

皮膚が乾燥していたら、医師に保湿剤を処方してもらって、毎日

しっかり塗ってあげてください。

塗るときのポイントは、

● カラダを清潔な状態にする

● お風呂上がりの場合は、3分以内に塗る

● ティッシュペーパーが張りつくくらい、量はたっぷり

● ゴシゴシとすりこまず、手のひらでやさしくなじませる

です。

皮膚の乾燥には、保湿と保護の 2段階が有効です

皮膚の乾燥は、もちろんカラダの外からのアプローチも必須です。

皮膚が乾燥しているときは、「皮膚の保湿」のための保湿剤と、「皮膚の保護」のための保護剤の2つを重ねて塗ることがよいと研究でも示されています。保湿剤で乾いたところを保湿し、乾かないようにフタ・膜を張るように保護の外用薬を塗りましょう。

保湿剤としては「ヘパリン類似物質」系を処方することが多く、保護剤は白色ワセリン系がほとんどです。

市販の保湿剤ではセラミド系もよいようですが、やや値段が張ります。ちなみに、セラミド系は医療機関からの処方はできません。

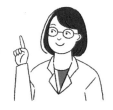

乾燥肌とビタミンDの不足・欠乏は関係性がはっきりしています。ビタミンDのサプリメントの摂取も健やかなお肌のためにお忘れなく!

下痢をして、食欲も不安定な様子です

悩み
Case

小学校2年生の男の子。前日の夕食後からおなかが痛くなり、何度もトイレへ。夜は眠れたようだが、朝にまた下痢。朝食は普段の半分以下の量だが、水分は摂れるので麦茶を飲ませていた。

回答 Treatment/intervention

下痢のときには脱水予防が重要。水、麦茶、薄めのスポーツドリンク、経口補水液などで、こまめな水分補給を行う。食事はシンプルなおかゆやうどんだけでなく、卵や釜揚げしらす、かつお節やすりゴマなど、栄養素が含まれる食材を必ず摂らせることを指導。このケースでは、整腸剤と下痢に効く漢方薬を処方した。

※該当食品にアレルギーがある方は医師にご相談ください。

経過 Outcome

指導のとおり、水分をしっかり補い、おかゆだけでなく卵、小魚、かつお節、すりゴマなど合わせて食べて過ごした結果、2日ほどで下痢は改善。

下痢の原因はいくつかあります

　急性の下痢とは、やわらかい、あるいは水っぽい便が頻繁に排出される状態で、腹痛や食欲不振、吐き気・おう吐を伴うこともあります。そして、10日から2週間以内に治まる下痢を指します。原因は食中毒か、感染性胃腸炎であることが多いです。**お通じの回数が1日に2回以下になって、おおむね元気であれば学校に行っても大丈夫です。**

　また、抗生剤を服用して、**アレルギー症状としての下痢を引き起こ**すことがあります。医師から抗生剤を処方されたら、抗生剤から腸を守る整腸剤も一緒に処方してもらいましょう。

必ず水分補給をしましょう

　下痢になったら、とにかく脱水症状になるのを防ぎます。水や経口補水液を飲ませてあげましょう。おなかがゴロゴロするから水分補給を嫌がる子もいますが、**少量でもいいので、こまめに飲むこと**が大切です。

　また食事は、消化によいシンプルなおかゆや素うどんだけでなく、栄養補給になる食材をプラスしてください。カラダが弱っているときほど、栄養が必要です。卵やしらすなど、たんぱく質を中心に選び、苦しいときをたたかえるカラダを作ってあげましょう。

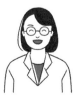

まずは
水分補給を！

下痢と便秘を繰り返す場合は、医師に相談しましょう

　下痢と便秘を繰り返していて、腹痛もしょっちゅうある状態が2週間以上続いている場合、医師に相談しましょう。何らかの心因性の要因があるかもしれません。

　ストレスなど心因性の下痢と便秘を繰り返すIBS（過敏性腸症候群）の場合、漢方と栄養・食事療法に、認知行動療法を併せることで、ゆっくり改善するケースが多いです。

プラスワン

下痢でお尻が痛くなったら

　下痢が続くと、お尻の皮膚が荒れて赤くなるのは赤ちゃんだけではありません。大きくなってからも起きるものです。

　基本は清潔にすること。お通じのたびに便座の温水洗浄でやさしく洗うとよいでしょう。外用薬は亜鉛華軟膏がよく効きます。医師に処方してもらうのがベストですが、薬局で市販薬を探す場合は、「ポリベビー」などの名称で販売されていることもあります。

便秘で
つらそうにしています

悩み
Case

小学校1年生の女の子。赤ちゃんのときから便秘がちで、
小学校に入学後、環境の変化もあって、より便秘気味に。
小食でやせ気味。野菜や水分もあまり摂れない。
朝食後、腹痛で登校がギリギリの時間になったり、
お通じのときにお尻が痛くなったりするようになった。

回答 *Treatment/intervention*

水分をもっと摂るよう指導。また、運動不足ではないかを確認。

ごぼうや全粒雑穀、海藻などの食物繊維を、より摂るようにしつ

つ、整腸剤(プロバイオティクス)と漢方薬を処方。

※該当食品にアレルギーがある方は医師にご相談ください。

経過 *Outcome*

整腸剤と漢方薬は処方した日から問題なく摂ることができて、数

日ほどで便の性状(固さ)が改善してきた。水分摂取、運動習慣、

食事を急に変えるのは小学校1年生にとっては容易ではなかった

が、家族の協力で少しずつ前進している。

便秘対策の基本は
水分、運動、食物繊維
と覚えましょう

便秘対策の基本は、

● **水分**

● **運動**

● **食物繊維**

の3セット。まず、これらが足りているかを確認して、不足しているようならしっかりと補います。

6歳なら1日に1.5～2ℓの水分を、食事・飲み物の両方から摂取する必要があります。子どもは自分では喉が渇いたと自覚しないことも多いので、休み時間ごとにしっかり3口ほど飲むクセをつけるのもよいでしょう。

私たちのカラダでは、腸管が蠕動運動（ぜんどう）をすることで食べたもののカスが動き、便となって出ていきます。カラダを動かすことも腸を刺激して蠕動運動につながるので、運動不足は便秘の原因になります。

また、食べ物のカサ（量、重さ）も便秘対策にとても重要で、しっかりと、**ある程度の量、重さのものを食べることも大事**です。小食だと腸への刺激が少なすぎて、腸が動かずに便秘になることも多いのです。

食物繊維は、雑穀やごぼうなどの根菜、海藻などを毎日食べられているか確認しましょう。海藻なら、味のりは好む子どもも多いですね。日本では子どもも大人も、毎日摂取すべき食物繊維の量がほぼ足りていません。心して摂りましょう。

便秘の治療は医師に相談することが おすすめです

　水分、運動、食物繊維を見直しつつ、整腸剤（プロバイオティクス）を摂ることも大切です。なかなか改善しない場合は、医師に相談して処方してもらいましょう。

　一般的に保険で小児に処方される便秘薬には、整腸剤（プロバイオティクス）や漢方薬以外に、ラクツロース製剤（モニラック）とポリエチレングリコール製剤（モビコール・2歳以上）があります。これらは体内にほとんど吸収されないので、**長期の服用になっても親として抵抗がないと思います。**

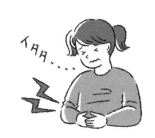

　便秘の状態によって、出口（肛門）付近で栓のように詰まってしまっている場合は、先に浣腸などでその糞便の栓を取り除きます。

＼プラスワン／

規則正しい食事時間を

　何時に食事をするかは、私たちの腸内細菌にとても大きな影響を与えます。夏休みや年末年始、旅行のときなど、食事の時間がずれやすいときでも、できるだけいつもと同じ時間に食べられるとよいです。とくに最近の小学生、中学生は塾で帰宅が遅くなって夕食のタイミングがとても遅い子がいます。確実に腸内フローラが乱れてゆき、それが脳にも影響するので、何とか工夫をしたいものですね。

風邪っぽくて、
熱もあります

小学校4年生の男の子。前日から38.8℃の熱。
2日前から喉が痛かった。咳はなく鼻水が今朝から出ている。
頭、ひざの関節と背中も痛い。下痢はしていない。

回答 *Treatment/intervention*

流行性の感染症が考えられ、検査を実施。熱と節々の痛みには解熱鎮痛剤を処方。鼻水を止める薬はないが風邪症状全般に効く漢方薬を処方。喉の痛みにも漢方薬を処方。もし咳が出てきたらはちみつ(1歳以上の場合)を少しずつなめるよう、伝えた。水、麦茶など水分摂取を励行。食欲は落ちていないので、免疫強化のためビタミンAを積極的に摂り、1日3食、魚と野菜を中心にしっかり食べるよう伝えた。

※該当食品にアレルギーがある方は医師にご相談ください。

経過 *Outcome*

2日で解熱し、節々の痛みもとれた。解熱して2日目に咳が出てきたがはちみつをなめて若干、軽快になった。

風邪、発熱時にも
たんぱく質をしっかり摂りましょう

　カラダが感染症とたたかうには、免疫細胞(白血球)がしっかり働くことが大事です。食が細く、**たんぱく質が不足気味の子どもは、白血球数が比較的少なめであることが多いです。**白血球や病気とたたかう抗体はたんぱく質から作られます。卵、魚、肉、大豆食品(納豆、高野豆腐、豆腐等)のたんぱく質をしっかり食べて早く治しましょう。

粘膜など局所免疫の強化には
ビタミンＡが力を発揮します

　病原体が私たちの体内に入る経路は、鼻孔や口(食道)、目など、外界とつながる「穴」がスタート地点です。穴の先は粘膜で覆われていて、病原体との主戦場となります。

　粘膜で病原体とたたかうIgA(免疫グロブリンA)抗体を作るために力を発揮するのが、ビタミンＡです。**強い抗酸化力をもったビタミンＡが、病原体による炎症を局所で抑え込んでくれます。**

　野菜など植物に含まれるベータカロテンが、腸でビタミンＡに変換されて活用されます。うなぎ、銀だら、あなご、チーズ、卵、のり、しそ、モロヘイヤ、にんじん、ほうれん草などに含まれています。

抗酸化物質をいつも以上にしっかり摂りましょう

　風邪、インフルエンザなど感染症による症状のときは、いつも以上に炎症とたたかう抗酸化物質をしっかり摂ると、早く治ることが期待できます。

　新鮮な魚と野菜とともに、薬味、スパイス、ハーブなどの抗酸化力がとくに高い食材を摂るとよいでしょう。

はちみつには炎症を抑える作用があります

　はちみつは、病院で処方される一般的な薬と比べて、咳・鼻水などの症状を抑える効果が有意だったという研究があります[118]。

　はちみつには抗菌作用があります。抗酸化作用のあるポリフェノールが含まれているので炎症を抑える作用があることに加えて、ほかにも栄養素が含まれます。これらが総合的に有用な効果を発揮するのではないかと考えられています。

　繰り返しになりますが、**子どもに与える場合は、1歳以上になってからです。**

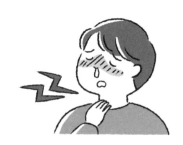

お菓子と白いごはんしか食べません

小学校1年生の女の子。保育園のころから偏食がひどく、野菜も魚も苦手で、食べるのは白いごはん。やせていて、風邪をひきやすい。給食でも食べられない献立が多く、お昼の時間が苦痛。母が食事を工夫するが頑固な面があり、食が進まない。スナック菓子をはじめとするお菓子は食べる。

回答 *Treatment/intervention*

食事内容と幼少期からの発達についてヒアリングを行い、血液検査を実施。不足・欠乏している栄養素と、漢方薬を処方し、食事指導を実施。苦手な食材でも出し続けるように伝える。

※該当食品にアレルギーがある方は医師にご相談ください。

経過 *Outcome*

1か月後あたりから、それまで食べなかったものを食べ始めるようになった。その2か月後には給食の時間が嫌ではなくなり、食べられる献立も増えてきた。体格も「やせ」が少しずつ改善していった。

極度の偏食が続くと栄養障害リスクになります

　極端な偏食は、自閉症のお子さんによく見られます。こだわりが強いので特定の食材しか食べません。自閉症の場合、ものごとが変化していくことを嫌って特定のものに固着してしまったりするのです。

　白いごはんだけを長期にわたって食べていると、脚気という病気になって、死んでしまうことさえあります。おもに明治時代に流行しましたが、白いごはんではなく麦飯を食べていた人たちは、麦飯に含まれるビタミンB_1のおかげで脚気になりませんでした。

食事を楽しみましょう

　偏食を治したいがために、つい叱ってしまう親御さんがいますが、食卓は楽しい場にしたいですね。食べられない食材やメニューばかりに注目するのではなく、「どうしたら楽しい食卓になるか？」に焦点を合わせてみましょう。

　とはいっても、偏食をどうにかしたい親御さんは多いはず。132ページでお伝えしたとおり、偏食についてのある研究で、一度、子どもが拒否・拒絶した食べ物であっても、8〜15回出すことで、食べられるようになるというデータがあります。

　また、自分が育てた野菜には愛着がわき、食べることに前向きになります。環境が許せばベランダ菜園を設けたりして、親子で一緒に育てる、調理する、食べるというサイクルを作ることは有効です。

　このケースでは間食は「甘いもの」「スナック菓子」という思い込みから脱却していただくよう、親御さんにお願いしました。間食に

卵焼き、ナッツ、ちくわ、高野豆腐で作った軽食、焼き鳥、くだもの、スティック野菜をおすすめしています。

「やせ」にも注意する必要があります

親御さんが「うちの子はやせているわけではない」と思っているケースもあります。お子さんがやせているかどうかを、一度、数値で確認してみましょう。計る指数として、0〜5歳まではカウプ指数、6〜15歳まではローレル指数、16歳以上ではBMIを用います。ネットで検索して年齢、身長、体重を入力すると、すぐに結果が出ます。「やせ気味」「やせすぎ」に入るお子さんの場合、体だけでなく、脳や心臓、骨にも十分な栄養がいきわたらず、骨粗鬆症になっている子もいます。

「体質的にやせている子」と「食べないでやせている子」の2種類いるわけではなく、年齢と身長の比率で「やせ」なら脳と体の健康リスクがあります。小児科医や信頼できる専門家に相談して、「やせすぎ」ではないカラダになれるよう皆でサポートしたいです。

偏食で貧血になります

偏食が強いと、鉄や亜鉛などのミネラルが不足して貧血になるリスクが急上昇します。「めまい、息切れ、易疲労(疲れやすい状態)」など貧血の身体症状だけでなく、集中力の低下、情報処理速度の低下、情緒の不安定などが起きることもあります。外から見えない脳の中にも影響があるのです。

食欲がなくて困っています

悩み
Case

小学校3年生の男の子。

最近、食欲がなく、あまり食べない。グミなどは食べる。

回答
Treatment/intervention

ある程度食べられているのか、栄養障害になっていないかを、体組成測定と血液検査などで確認。数日の食欲不振であれば、栄養素入りのジェルや高たんぱくのドリンクなど、摂れるものを摂って過ごす。

運動量、睡眠時間、ストレス、人間関係など、食欲低下の原因を温かく寄り添うように探る。

※該当食品にアレルギーがある方は医師にご相談ください。

経過
Outcome

クラスで距離感がつかめないタイプの子がいて、何となくその子のことをけむたく感じていたことが判明。学校に相談して、席替えなどの工夫をしてもらったら落ち着いてきて、食事の量も徐々に増えた。

お友だちとのトラブル、 人間関係の悩みは影響大です

　クリニックの診察室でお話を聞いていると、小学生も中学生も、**人間関係での悩みが一番多い**ようです。誰かから言われたほんの一言で傷つき、食べ物が喉を通らなくなることもあります。年齢によっては親に相談しない子も多いでしょう。そんなときは、そっと寄り添い、食事面のサポートを続けてください。食と栄養は心とカラダを作る大もとです。「食事は抜かない、減らさない」で過ごせるといいですね。

　あまりにも食べられないときは、栄養素の入ったジェル、高たんぱくのドリンクなどの摂取も検討しましょう。

塾や習い事で忙しくなりすぎないように

　食欲不振はライフスタイルが関係していることもあります。

　当クリニックに来る子どもたちのなかには、平日の塾が終わるのが夜の9時半、夕飯はそのあと、という子たちがいます。お風呂の時間はもちろん、就寝時間も遅くなり朝はギリギリまで寝ているので、朝ごはんを食べる時間も食欲もない状態。土曜日に習い事を3つ掛け持ちしている子もたくさんいます。

　忙しすぎると心もカラダも余裕がなくなります。そうならないように親・保護者が十分に気をつけたいですね。

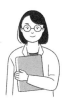

大人も子どもも
多忙に
なりすぎないで

食事と同じくらい
「運動」も大切

　健康なカラダ作りに筋肉が必須というのは、みなさんご存じのとおり。その筋肉を作るためには、たんぱく質をしっかり摂取することが重要です。

　運動は筋肉のためだけではありません。運動をすることで、摂取したたんぱく質を構成するアミノ酸が脳に運ばれて、幸せホルモン、やる気ホルモンが作られます。

　イギリスのオックスフォード大学では、運動をすることで脳に送られる血液が増える → 脳の神経細胞である「ニューロン」の数が増える → ニューロンとニューロンをつなぐシステムが密になって増える → 脳の働きが向上することが、子どもの脳画像で確認されました[119,120]。

　また、スペインのグラナダ大学は、100人以上の8〜11歳の子どもたちを対象とした研究を行っています。運動をたくさんすることで脳の、とくに海馬と前頭前皮質の灰白質が物理的に大きくなり、記憶力、思考力、気分・情緒、集中力が上がったことが示され、「運動でBrain Power強化！」と発表されています[121]。

　毎日、たんぱく質を十分に食べて、体をしっかり動かすことで、体はもちろん、脳と心もより健康になることが証明されています。

　ぜひお子さんの運動量にも注目してくださいね。

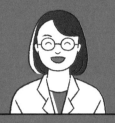

PART
5

子どもの食事

悩みに効く
かんたんレシピ

ちょい足し
アイデア

子どもが大好きなアイスで食物繊維が摂れる!

アボカドアイス

材料（10杯分）

- アボカド ········ 大1個、または中程度2個
- レモン汁 ···························· 50cc
- 卵黄 ································ 1個
- メープルシロップ ···················· 50cc
- アーモンドミルク（無糖）············ 200cc
- てんさい糖 ························· 80g
- 水 ························ 大さじ3（45cc）
- 粉ゼラチン ·························· 5g
- フレッシュミントリーフ ············· 適宜

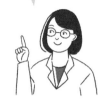

これアボカド？と
疑いたくなるほど
まろやかな味です

作り方

1 分量の水を張った小さなボウルに、粉ゼラチンを入れてふやかす。
中くらいのボウルに湯を張って湯煎にすると、よく溶ける。

2 アボカドは皮をむき、種を取り除く。実の部分は適当な大きさに
切ってから、ザルなどでこしてペースト状にする。

3 2のアボカドに、1のゼラチン、レモン汁、卵黄、
メープルシロップ、アーモンドミルクを入れて混ぜる。

4 3にてんさい糖を加えて混ぜ合わせる。
バットなどの容器に入れて冷凍庫で2〜3時間凍らせる。

5 お好みで、洗ってから水気をふき取ったフレッシュミントリーフを載せる。

アレンジ

お値段は少し張りますが、てんさい糖の代わりに和三盆を使うと、よりまろや
かで上品な甘味となりますよ。

子どもが大好きなハンバーグは脂肪を抑える！

ヘルシー赤身ハンバーグ

材料のポイント

● **赤身のひき肉を用意**
- ●精肉店で、赤身の豚肉や牛肉をひいてもらう。
- ●赤身肉を買ってきて、自宅のブレンダーやフードプロセッサーでひく。
- ●赤身肉を買ってきて、包丁で細かくあらびきにする。

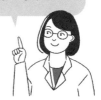

市販のひき肉は
脂肪が多すぎます。
赤身肉でハンバーグを
作りましょう

作るときのポイント

◆ **家庭で作るいつものハンバーグのレシピでOK。**

◆ **ボウルの中で肉をよく練ると、細胞の中のうま味が出る。**
肉を練ったあとに、玉ねぎのみじん切り、スパイスやハーブ類を混ぜる。

◆ **焼くときに、焦げ目はあまりつけないように。焦げ＝糖化になる。**

いろいろな具材を入れてたんぱく質を摂取！

アレンジ卵焼き

作り方

いつもの卵焼きに、好きなたんぱく質系の
具材を混ぜて作る。
1つでも、複数の具材を混ぜても楽しい。

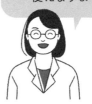

お弁当の
おかずとしても
使えますよ

具のアイデア

◆ **魚介系：しらす、桜エビ**（少し砕いてもOK）**、たらこや明太子、うなぎやあなご**

◆ **野菜系：刻んだねぎ、小さく刻んだパプリカ、トマト**

◆ **その他：すりゴマ、かつお節、あおのり、チーズ**

ネバネバばくだん

材料（2人前）

● 具 ： まぐろの刺身 ･････････････････････ 80g程度（8〜10枚）
アボカド ･･････････････ 1/2個（小さめのアボカドなら1個）
オクラ ･･･････････････････････････････････････4本
納豆 ･････････････････････････････････････1パック
● 薬味 ： すりゴマ ･････････････････････････････････大さじ1
青じそ ･････････････････････････････････････3枚
みょうが ･･･････････････････････････････････2本
青ねぎ ･････････････････････････････････････2本
● 調味料： アマニ油 ･････････････････････････････････小さじ1
醤油 ･･･････････････････････････････････小さじ1
わさび ･････････････････････････････････････適量

作り方

1 まぐろとアボカドは一口大（1.5cm四方）に切る。
オクラは下ゆでして5mmくらいに切る。

2 すべての材料をボウルに入れて、混ぜる。

ポイント

まぐろには水銀が含まれます。水銀は神経の成長を途絶させてしまうので、
週に1回程度にしましょう。

ビタミン、ミネラル、
たんぱく質を
しっかりと補給できる
レシピです

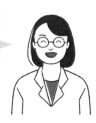

栄養価が高いスーパーフードを手軽に！

ねりゴマでかんたんゴマ和え

材料（2人前）

- もやし ……………………………………………… 1パック
- ねりゴマ（白でも黒でも金でもお好みで） ………… 大さじ2
- きび砂糖 ……………………………………………… 小さじ1/2
- 醤油 …………………………………………………… 大さじ1

作り方

1 もやしを軽くゆでて、湯を切る。

2 ねりゴマにきび砂糖と醤油を入れて混ぜる。

3 **1**と**2**を和える。

具のアイデア

もやしのほかに、ほうれん草、小松菜などはもちろん、旬の野菜も取り入れたいですね。春から初夏なら菜の花、豆苗、アスパラガス、スナップエンドウなど。夏から秋にかけてはいんげん豆、オクラ、なすなど、冬場には春菊もおすすめです。ホタテやエビといった海鮮にも合います。

> すりゴマを使うのが
> 一般的ですが、
> ねりゴマを使うことで
> より濃厚な味わいに

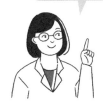

たっぷりアボカドディップ

材料 (2人前)

- アボカド (大きめ) ・・・・・・・・・・・・・・1個
- 玉ねぎ ・・・・・・・・・・・・・・・・・・1/5個程度
- すりゴマ (白) ・・・・・・・・・・・・・・大さじ2
- ねりゴマ ・・・・・・・・・・・・・・・・・大さじ1
- ごま油 ・・・・・・・・・・・・・・・・・・大さじ1
- レモン汁 ・・・・・・・・・・・・・・・・・小さじ2
- 塩、コショウ ・・・・・・・・・・・・・・・・適宜

> 子どもが自分で
> 作れるくらいかんたんです。
> ふだんあまり野菜を
> 食べない子も
> 興味津々！

作り方

1 玉ねぎをみじん切りにする。

2 アボカドを半分に切り、種を取り除く。
皮にそってスプーンなどで実を繰り出し、器に入れたら、
スプーンなどですりつぶす。

3 2に1と、すりゴマ、ねりゴマ、ごま油、レモン汁、塩、コショウを入れて
混ぜたらできあがり。

具のアイデア

野菜スティックはにんじん、大根、セロリ、パプリカ、きゅうりなど、お好みで。

アレンジ

免疫力をアップさせたいときは、すぐき漬けを混ぜるのがおすすめ。さらに食
物繊維たっぷりの具材につけて食べましょう。

一気に野菜をたっぷり食べられる！

ベジタブルスープ

材料（2人前）

- 玉ねぎ ・・・・・・・・・・・・・・・・・ 1/4個（50g程度）
- キャベツ ・・・・・・・・・・・・・・・・・・・・・・・・・ 200g
- カリフラワー ・・・・・・・・・・・・・・・・・・・・・・・ 50g
- 野菜ブイヨン（固形） ・・・・・・・・・・・・・・ 1個
- 水 ・・・・・・・・・・・・・・・・・・・・・・・・・・・・・・・ 400cc
- 塩、コショウ ・・・・・・・・・・・・・・・・・・・・・・・ 少々
- オリーブオイル（できればエクストラバージン）
　・・・・・・・・・・・・・・・・・・・・・・・・・・・・・ 小さじ1

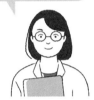

とっても食べやすい
スープです

作り方

1 すべての野菜を小さく刻む。みじん切りほど細かくなくてOK。

2 鍋に水と野菜ブイヨンを入れ、**1**を加えて20分以上中火で煮る。

3 塩、コショウで味を整える。

4 食べる直前に、オリーブオイルを加える。

ポイント

野菜の甘味が活きる野菜3種。オリーブオイルを最後に入れることで、味わいがまろやかになります。

お魚バーグ

材料（2人前）

- アジの刺身 ・・・・・・・・・・・・・・・・・400g
- しょうが ・・・・・・・・・・・・・・・・・・・・1かけ
- わけぎ ・・・・・・・・・・・・・・・・・・・・・・3本
- 青じそ ・・・・・・・・・・・・・・・・・・・・・・2枚
- みょうが ・・・・・・・・・・・・・・・・・・・・2本
- 酒 ・・・・・・・・・・・・・・・・・・・・・・・・小さじ2
- みそ ・・・・・・・・・・・・・・・・・・・・・・小さじ1

魚の栄養素を
たっぷり
摂ってもらいましょう

作り方

1 しょうがはすりおろし、わけぎ、青じそ、みょうがは小さく切る。

2 アジの刺身を包丁で細かく刻んでボウルに入れ、**1** を入れて混ぜる。

3 **2** に酒とみそを入れて混ぜる。

4 小さなハンバーグ状、あるいは肉団子風に丸めて、
フライパンで焦げ目がつかないように焼く。
ハンバーグ状なら3～4分が目安。

アレンジ

好みによって、にんにく、玉ねぎ、バジルなどを入れて洋風にしても、ねぎ、ごま油、八角の粉、オイスターソースを少し混ぜて中華風にしても楽しめますよ。

症状別 お助けレシピ

便秘対策に

腸活シリアル

材料 (1人前)

- バナナ (小さめ) ・・・・・・・・・・・・・・・・・1本
- プロテインシリアル ・・・・・・・・ 30〜50g
- すりゴマ (黒でも白でも) ・・・・・・ 大さじ1
- ブランのシリアル ・・・・・・・・・・・・・ 大さじ1
- ごぼうパウダー ・・・・・・・・・・・・・・・ 小さじ1
- オーツミルク ・・・・・・・・・・・ 150〜200cc

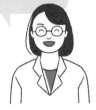

おなかのなかで、善玉菌をしっかり育てましょう！

作り方

1 バナナは皮をむいて食べやすい大きさに切る。

2 1とすべての材料をよく混ぜ合わせる。

ポイント

よく噛んで食べましょう。便秘がひどいときには食後に整腸剤を飲むことをおすすめします。市販のものなら、ビオフェルミン、ビオスリー、ミヤリサン、ラックビーなど。また、便秘によく効く漢方薬もあります。主治医に相談しましょう。

栄養抜群のおかゆ

材料（作りやすい分量て）

- ●雑穀ごはん（炊いたもの）
- ●みそ汁
- ●具材（卵、すりゴマ、大根など）

作り方

1 みそ汁に雑穀ごはんを適量入れ、火にかける。沸騰したら火を弱め、弱めの中火で煮込む。
つゆ多めがお好みなら、ごはんに対しみそ汁がしっかりかぶるくらいで煮込む。しっとりおかゆ風がお好みなら、ひたひたくらいの量で煮込む。

2 とき卵、すりゴマ、食べやすい大きさに刻んでやわらかく煮た大根などの野菜を混ぜ入れる。

ポイント

下痢だからといって、米だけのおかゆや素うどんだけでは、炭水化物オンリーの食事となってしまいます。これではカラダを治すための栄養が足りません。
卵、釜揚げしらす、かつお節など、たんぱく質をしっかりと混ぜたりかけたりして、栄養を摂りましょう。
市販の栄養ジェル（各種ビタミン・ミネラルが含まれるもの）も取り入れましょう。

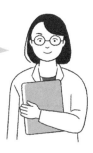

おなかを壊していても
栄養補給を続けて。
みそ汁をベースにした
雑穀がゆがおすすめです

活気がないときに

ハッピーな卵焼き

材料（2人前）

- 卵 …………………………………………… 4個
- 出汁 ……… 大さじ5（粉末の出汁を溶かしたものでも可）
- きび砂糖 ……………………………… 小さじ2
- 醤油（できれば減塩）……………………… 小さじ2
- オリーブオイル ……………………… 大さじ1〜2

作り方

1 ボウルに卵を割り入れて、卵白を切るように菜箸で混ぜる。

2 オリーブオイル以外の調味料を**1**に入れて混ぜる。

3 フライパンを熱してオリーブオイルをひく。
卵液を少しずつ入れて巻いていく。

4 形を整えてできあがり。

ビタミン、ミネラル、たんぱく質をしっかり補給しましょう！

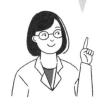

アーモンド on サーモン with たっぷりハーブ

材料 (2人前)

- サーモン ································ 2切れ
- スライスアーモンド ··············· 10g程度
- コショウ ·································· 適量
- オリーブオイル ····················· 大さじ2
- パセリ、イタリアンパセリ、
  ディルなどの新鮮なハーブ ·········· 適量
- レモンスライス ····················· 適量

オメガ3とナッツで
睡眠の質アップ。
たんぱく質で
睡眠ホルモンである
メラトニンの素を
摂りましょう

作り方

1 フライパンを中火で熱してオリーブオイルをひき、
サーモンを焦がさないように焼く。
目安は片面3分くらいで、少し焼き目がつく程度に。

2 サーモンが焼けたらスライスアーモンドもフライパンに投入して
少し加熱する。

3 サーモンにコショウをふりかける。

4 皿にサーモンとスライスアーモンドを盛り付け、
ハーブとレモンを添える。

ポイント

コショウを使うと、塩をふらなくてもサーモン自体の塩分でおいしくいただけ
ます。サバ、まぐろなどの青魚とナッツは、睡眠の質を上げたという研究があ
ります。抗酸化作用のあるハーブとレモンも食べましょう。

乾燥肌に

しらすとかつお節の
アーモンド和え

材料（2人前）

- しらす干し‥‥‥‥‥‥‥‥‥‥‥‥‥‥‥ 100g
- かつお節‥‥‥‥‥‥‥‥‥‥‥‥‥‥‥ 5〜10g
- すりアーモンド‥‥‥‥‥‥‥‥‥‥‥‥‥‥ 30g
- アマニ油‥‥‥‥‥‥‥‥‥‥‥‥‥‥ 小さじ2
- レモン汁‥‥‥‥‥‥‥‥‥‥‥‥‥‥ 小さじ1

作り方

ボウルにすべての材料を入れて、混ぜればでき上がり。

ポイント

おかずとしてだけでなく、おやつにしてもいい。
しらす干し、かつお節には亜鉛、オメガ3系脂肪酸が豊富に含まれ、アーモンドにはビオチンが豊富に含まれています。レモンは抗酸化力が高いので一緒に摂ることで吸収率がアップします。ビオチンはビタミンB群のなかの1つで、とくに皮膚の健康に作用する栄養素です。

皮膚トラブルには、
亜鉛とビタミンB群と
オメガ3系オイルが
効きます

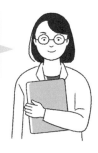

癒やしのモロヘイヤスープ

材料（2人前）

- モロヘイヤ・・・・・・・・・・・・・・・・・・・・100g
- 卵・・・・・・・・・・・・・・・・・・・・・・・・・・・2個
- お好みの顆粒出汁・・・・・・・・・・・・・・・2g
- 水・・・・・・・・・・・・・・・・・・・・・・・・・400cc
- 塩、コショウ・・・・・・・・・・・・・・・・・適宜

作り方

1 モロヘイヤは茎から葉だけをもぎとり、軽く洗って、みじん切りにする。卵はといておく。

2 鍋に水400ccと粉末出汁を入れ、沸騰したらモロヘイヤを加えて、30秒ほど加熱する。

3 卵を少しずつ流し入れてかき玉にする。

4 塩とコショウを入れて味を調える。

ポイント

ホタテ出汁がおいしくておすすめですが、お好みのものでOKです。

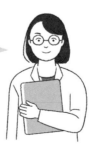

モロヘイヤには
目によいルテインが
たっぷり
含まれています

| 5秒でできる！ |

子どもの好物にちょい足し

子どもがよく食べるものに
ちょこっと足して栄養価をアップさせましょう。

糖化・酸化を少しでも抑える！

から揚げにレモン
をちょい足し

から揚げはカラダを焦げさせてしまうおかずの代表。食べる回数はなるべく少なくしたいところです。もし食べるなら、糖化を抑える食材を必ず一緒に食べましょう。

レモンには抗酸化力があります。薄切りにしたレモンとから揚げを一緒に食べるようにしましょう。パセリ、レタスも抗酸化力が高く食物繊維も豊富です。

抗酸化力アップ！

100％ココアパウダー
をちょい足し

パンケーキやクレープ、シリアルなどに、100％のココアパウダーをたっぷりかけましょう。そのままだと苦くて食べられない場合は、きな粉や、きび砂糖を少しだけ足します。

ココアパウダー（カカオパウダー）はミネラルが豊富で、食物繊維も含みます。必須のミネラル銅も多く含んでいます。

ごはんだけでも大満足！

すりゴマ、きな粉
をちょい足し

炊いたごはんに、たっぷりのすりゴマか、きな粉、あるいは両方をかけましょう。

白いごはんが大好きで、ほかのものを食べないお子さんがときどきいます。確実に栄養不足になってしまうので、少しでも補充できるよう、たんぱく質、ビタミン、ミネラルを含むすりゴマやきな粉を足しましょう。

高い抗酸化力をプラス！

バニラアイスにバルサミコ酢
をちょい足し

バニラアイスにバルサミコ酢をちょい足しします。

バルサミコ酢はイタリアで作られるぶどうからできるお酢。ポリフェノール豊富で、米酢の3倍あります。アミノ酸も多いので、酸味よりうま味が強いのが特徴です。アイスクリームは脂質と糖質が多く、中毒性があるので、控えめに。

飾り切りいろいろ

ちょっと面倒かもしれませんが、
ひと手間で一品が華やかに！ 子どもも盛り上がります。

卵の飾り切り

作り方

12分以上ゆでた固ゆで卵を使う。ペティナイフまたは彫刻刀で、卵の中心に向かって、Vの字のようにナイフを入れていく。お弁当に入れると見栄えもいい。

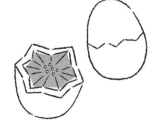

にんじんの型抜き

作り方

3mm程度の薄さに切ったにんじんなどの野菜を市販の型で抜く。ステンレス製のタイプが失敗なくできておすすめ。
型抜きしたあとに、ナイフで各辺から中心点に向かって斜めに切ると立体的な飾り切りになる。

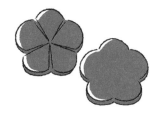

レモンの蝶

作り方

レモンを厚さ2mmくらいの輪切りにする。中心に向かって、半径を切り、切れ目をもって片方を手前に、もう片方を奥にひねる。種があれば適宜、取り除く。

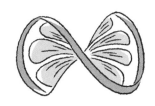

「スマホ時間」は
1歳までは0分、5歳までは1時間

　米国眼科学会の資料によると、1日のスクリーンタイムが5時間を超え、目に入るデータ量が1131MBを超えた子が近眼になっているというデータがあります[122]。

　毎日スマホやタブレットを5時間も見続けるのはかなりの時間ですし、データ量1131MBというのは、ネット動画をスマホで見る場合、2～4時間ほどのデータ量に値します。

　この数値を日本でそのまま基準値にすることはできませんが、スマホ・タブレットなどで、目を使いすぎると子どもでも眼精疲労、肩こりが生じるだけでなく、近眼、さらには斜視をもたらすと確実にいえます。

　そのため、子どもの目を守るために使用時間を管理することは必要でしょう。WHOでは、1歳まではスクリーンタイムは0分、5歳になるまでは1時間を推奨しています。クリニックの診察室で0歳児に注射をするときに、ときどきスマホの動画を赤ちゃんに見せて気を紛らわせようとする親御さんがいますが、じつはあまりおすすめはできません。

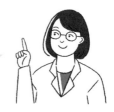

スマホ以外の
遊びを見つけられると
いいですね

参 考 文 献

*1 菅野道廣. 卵と健康:コレステロール問題を中心に. 日本食品科学工学会誌. 2019; 66(9):362-367.

*2 Cleare AJ, et al. The Effect of tryptophan depletion and enhancement on subjective and behavioural aggression in normal male subjects. Psychopharmacology (Berl). 1995 Mar; 118(1):72-81.

*3 Strang S, et al. Impact of nutrition on social decision making. Proc Natl Acad Sci U S A. 2017 Jun 20; 114(25):6510-6514.

*4 Tagawa R, et al. Dose-response relationship between protein intake and muscle mass increase: a systematic review and meta-analysis of randomized controlled trials. Nutr Rev. 2020; 79(1):66–75.

*5 Asakura K, et al. Vitamin D Status in Japanese Adults: Relationship of Serum 25-Hydroxyvitamin D with Simultaneously Measured Dietary Vitamin D Intake and Ultraviolet Ray Exposure. Nutrients. 2020; 12(3):743.

*6 Kuraoka S, et al. Impaired Height Growth Associated with Vitamin D Deficiency in Young Children from the Japan Environment and Children's Study. Nutrients. 2022; 14(16):3325.

*7 Itoh M, et al. Vitamin D-Deficient Rickets in Japan. Glob Pediatr Health. 2017 Jun 1; 4.

*8 Cannell JJ. Vitamin D and autism, what's new? Rev Endocr Metab Disord. 2017 Jun; 18(2):183-193.

*9 Guiducci L, et al. Vitamin D Status in Children with Autism Spectrum Disorders: Determinants and Effects of the Response to Probiotic Supplementation. Metabolites. 2022 Jul 1; 12(7):611.

*10 Chai B, et al. Vitamin D deficiency as a risk factor for dementia and Alzheimer's disease: an updated meta-analysis. BMC Neurol. 2019; 19(1):284.

*11 Anglin RE, et al. Vitamin D deficiency and depression in adults: systematic review and meta-analysis. Br J Psychiatry. 2013 Feb; 202:100-107.

*12 Afaghi S, et al. Prevalence and Clinical Outcomes of Vitamin D Deficiency in COVID-19 Hospitalized Patients: A Retrospective Single-Center Analysis. Tohoku J Exp Med. 2021; 255(2):127-134.

*13 de Haan K, et al. Vitamin D deficiency as a risk factor for infection, sepsis and mortality in the critically ill: systematic review and meta-analysis. Crit Care. 2014; 18(6): 660.

*14 Bener A, et al. The impact of Vitamin D deficiency on asthma, allergic rhinitis and wheezing in children: An emerging public health problem. J Family Community Med. 2014; 21(3):154-161.

*15　Almehmadi M, et al. Prevalence of vitamin D deficiency in early-diagnosed cancer patients: A cross-sectional study. Annals of Cancer Research and Therapy. 2020; 28(2):54-59.

*16　横井克彦ら. ヒジキの摂取が生体に与える有害作用. 第25集 第25回日本微量栄養素学会学術集会. http://www.jtnrs.com/sym25/O_01.pdf（2022年11月20日）

*17　農林水産省. 食品中のヒ素に関するQ&A. https://www.maff.go.jp/j/syouan/nouan/kome/k_as/qa.html（2022年11月20日）

*18　加藤陽子. 小児と思春期の鉄欠乏性貧血. 日内会誌. 2010 6月10日; 99(6):1201-1206.

*19　Ferris AE, et al. An overview of the relationship between anaemia, iron, and venous leg ulcers. Int Wound J. 2019;16(6): 1323-1329.

*20　WHO guideline on use of ferritin Concentrations to assess iron status in individuals and populations. WHO. 2020.

*21　厚生労働省. 日本人の食事摂取基準（2020年版）. 厚生労働省. 令和元年国民健康・栄養調査報告.

*22　児玉浩子. わが国の臨床医学・医療での微量元素に関する最近の動向と今後の課題. 日衛誌（Jpn. J. Hyg.）. 2018; 73:75-82.

*23　Petrilli MA, et al. The Emerging Role for Zinc in Depression and Psychosis. Front Pharmacol. 2017 Jun 30; 8:414.

*24　Kong X, et al. Sesamin Ameliorates Advanced Glycation End Products-Induced Pancreatic β-Cell Dysfunction and Apoptosis. Nutrients. 2015; 7(6):4689-4704.

*25　Wang Q, et al. Supplementation of Sesamin Alleviates Stress-Induced Behavioral and Psychological Disorders via Reshaping the Gut Microbiota Structure. J Agric Food Chem. 2019; 67, 45:12441-12451.

*26　香川明夫監修. 八訂食品成分表 2021. 女子栄養大学出版部. 2021.

*27　厚生労働省. 令和元年国民健康・栄養調査報告.

*28　Frost G, et al. The short-chain fatty acid acetate reduces appetite via a central homeostatic mechanism. Nat Commun. 2014; 5:3611.

*29　Kim Y, et al. Association between dietary fat intake and mortality from all-causes, cardiovascular disease, and cancer: A systematic review and meta-analysis of prospective cohort studies. Clin Nutr. 2021 Mar; 40(3):1060-1070.

*30　https://www.nih.gov/news-events/nih-research-matters/how-high-fructose-intake-may-trigger-fatty-liver-disease（2022年11月20日）

*31　谷合麻紀子. NAFLD/NASHの疫学. 日内会誌. 2020; 109(1):11-18.

*32 Bantle JP. Dietary fructose and metabolic syndrome and diabetes. J Nutr. 2009 Jun; 139(6):1263S-1268S.

*33 Richardson DP, et al. The nutritional and health attributes of kiwifruit: a review. Eur J Nutr. 2018 Dec; 57(8):2659-2676.

*34 Bae SH. Diets for constipation. Pediatr Gastroenterol Hepatol Nutr. 2014 Dec; 17(4):203-208.

*35 Oude Griep LM, et al. Association of raw fruit and fruit juice consumption with blood pressure: the INTERMAP Study. Am J Clin Nutr. 2013 May; 97(5):1083-1091.

*36 Kapsimali M, et al. Developing a sense of taste. Semin Cell Dev Biol. 2013 Mar; 24(3):200-209.

*37 DiNicolantonio JJ, et al. The Importance of Marine Omega-3s for Brain Development and the Prevention and Treatment of Behavior, Mood, and Other Brain Disorders. Nutrients. 2020; 12(8):2333.

*38 https://www.health.harvard.edu/blog/omega-3-fatty-acids-for-mood-disorders-2018080314414 （2022年11月20日）

*39 Thomsen BJ, et al. The Potential Uses of Omega-3 Fatty Acids in Dermatology: A Review. J Cutan Med Surg. 2020 Sep/Oct; 24(5):481-494.

*40 https://www.weforum.org/agenda/2019/04/which-countries-get-the-most-sleep-and-how-much-do-we-really-need/ （2022年11月20日）

*41 https://www.oecd.org/ （2022年11月20日）

*42 https://www.cdc.gov/sleep/about_sleep/how_much_sleep.html （2022年11月20日）

*43 Kennedy DO. B Vitamins and the Brain: Mechanisms, Dose and Efficacy -- A Review. Nutrients. 2016; 8(2):68.

*44 Pawlak R, et al. Iron Status of Vegetarian Adults: A Review of Literature. Am J Lifestyle Med. 2016 Dec 16; 12(6):486-498.

*45 Leidy HJ, et al. Beneficial effects of a higher-protein breakfast on the appetitive, hormonal, and neural signals controlling energy intake regulation in overweight/obese, "breakfast-skipping," late-adolescent girls. Am J Clin Nutr. 2013 Apr; 97(4):677-688.

*46 https://www.pediatriconcall.com/articles/nutrition/zinc-deficiency-in-children/zinc-deficiency-in-children-patient-education#:~:text=Mild%20zinc%20deficiency%20can%20lead,acrodermatitis%20enteropathica%2C%20and%20hair%20loss （2022年11月20日）

*47 Ahsan AK, et al. Zinc Micronutrient Deficiency and Its Prevalence in Malnourished Pediatric Children as Compared to Well-Nourished Children: A Nutritional Emergency. Glob Pediatr Health. 2021; 8.

*48 厚生労働省. 日本人の食事摂取基準(2020年版).

*49 Jothimani D, et al. COVID-19: Poor outcomes in patients with zinc deficiency. Int J Infect Dis. 2020 Nov; 100:343-349.

*50 Natacci L, et al. Omega 3 Consumption and Anxiety Disorders: A Cross-Sectional Analysis of the Brazilian Longitudinal Study of Adult Health (ELSA-Brasil). Nutrients. 2018 May 24; 10(6):663.

*51 Kuratko CN, et al. The relationship of docosahexaenoic acid (DHA) with learning and behavior in healthy children: a review. Nutrients. 2013 Jul 19; 5(7):2777-2810.

*52 https://lpi.oregonstate.edu/mic/health-disease/skin-health/essential-fatty-acids (2022年11月20日)

*53 Cheung LK, et al. Mechanisms of Docosahexaenoic and Eicosapentaenoic Acid Loss from Pacific Saury and Comparison of Their Retention Rates after Various Cooking Methods. J Food Sci. 2016 Aug; 81(8):C1899-1907.

*54 農林水産省. https://www.jfa.maff.go.jp/j/kikaku/wpaper/h29_h/trend/1/t1_2_4_2.html (2022年11月20日)

*55 Chang JP, et al. High-dose eicosapentaenoic acid (EPA) improves attention and vigilance in children and adolescents with attention deficit hyperactivity disorder (ADHD) and low endogenous EPA levels. Transl Psychiatry. 2019; 9(1):303.

*56 Watanabe A, et al. Effect of Dose and Timing of Burdock (Arctium lappa) Root Intake on Intestinal Microbiota of Mice. Microorganisms. 2020; 8(2):220.

*57 Cerletti C, et al. Edible Mushrooms and Beta-Glucans: Impact on Human Health. Nutrients. 2021 Jun 25; 13(7):2195.

*58 Chakrabarti A, et al. The microbiota–gut–brain axis: pathways to better brain health. Perspectives on what we know, what we need to investigate and how to put knowledge into practice. Cell Mol Life Sci. 2022; 79(2):80.

*59 Miki Y, et al. Group IIA secreted phospholipase A2 controls skin carcinogenesis and psoriasis by shaping the gut microbiota. JCI Insight. 2022 Jan 25; 7(2):e152611.

*60 Wenzel UO, et al. Salt, inflammation, IL-17 and hypertension. Br J Pharmacol. 2019 Jun; 176(12):1853-1863.

*61 https://www.city.kyotango.lg.jp/material/files/group/1/20211125_n191.pdf (2022年11月20日)

*62 Skalny AV, et al. Molecular mechanisms of aluminum neurotoxicity: Update on adverse effects and therapeutic strategies. Adv Neurotoxicol. 2021; 5:1-34.

*63 Ito K, et al. The Effects of the Habitual Consumption of Miso Soup on the Blood Pressure and Heart Rate of Japanese Adults: A Cross-sectional Study of a Health Examination. Intern Med. 2017; 56(1):23-29.

*64 Itoh M, et al. The effects of long-term intake of yogurt together with ground sesame on eye and nasal discomfort due to allergic rhinitis and allergic conjunctivitis-A randomized parallel-group comparison study-Jpn Pharmacol Ther. 2020; 48(11):1961-1974.

*65 Idris CAC, et al. Effect of Consumption Heated Oils with or without Dietary Cholesterol on the Development of Atherosclerosis. Nutrients. 2018 Oct 17; 10(10):1527.

*66 Langyan S, et al. Food and nutraceutical functions of sesame oil: An underutilized crop for nutritional and health benefits. Food Chem. 2022; 389:132990.

*67 de Oliveira Otto MC, et al. Dietary intake of saturated fat by food source and incident cardiovascular disease: the Multi-Ethnic Study of Atherosclerosis. Am J Clin Nutr. 2012 Aug; 96(2):397-404.

*68 Uribarri J, et al. Advanced glycation end products in foods and a practical guide to their reduction in the diet. J Am Diet Assoc. 2010 Jun; 110(6):911-916.e12.

*69 Malesza IJ, et al. High-Fat, Western-Style Diet, Systemic Inflammation, and Gut Microbiota: A Narrative Review. Cells. 2021 Nov 14; 10(11):3164.

*70 Rask-Madsen C,et al. Vascular complications of diabetes: mechanisms of injury and protective factors. Cell Metab. 2013 Jan 8; 17(1):20-33.

*71 Rychlik J, et al. Antioxidant capacity of broccoli sprouts subjected to gastrointestinal digestion. J Sci Food Agric. 2015 Jul; 95(9):1892-1902.

*72 Fahey JW, et al. Sulforaphane inhibits extracellular, intracellular, and antibiotic-resistant strains of Helicobacter pylori and prevents benzo[a]pyrene-induced stomach tumors. Proc Natl Acad Sci U.S.A. 2002 May 28; 99(11):7610-7615.

*73 Song, Q, et al. Novel advances in inhibiting advanced glycation end product formation using natural compounds. Biomed Pharmacother. 2021; 140:111750.

*74 Singh K, et al. Sulforaphane treatment of autism spectrum disorder (ASD).Proc Natl Acad Sci U.S.A. 2014 Oct 13; 111 (43) 15550-15555.

*75 https://www.city.nagoya.jp/kenkofukushi/cmsfiles/contents/0000044/44089/ No.27herusurisa-chi.pdf（2022年11月20日）

*76 Ramos CI, et al. A new look at phosphorus intake: what do we eat here is what they eat there? J Bras Nefrol. 2019 Jan-Mar; 41(1):12-13.

*77 Moritz M, et al. Disorders of Water Metabolism in Children: Hyponatremia and Hypernatremia. Pediatr Rev. 2002; 23(11): 371-380.

*78　https://www.hsph.harvard.edu/nutritionsource/healthy-eating-plate-vs-usda-myplate/
　　　（2022年11月20日）

*79　https://liverfoundation.org/resource-center/blog/pediatric-fatty-liver-disease/
　　　（2022年11月20日）

*80　Velázquez AM, et al. ChREBP-driven DNL and PNPLA3 Expression Induced by Liquid
　　　Fructose are Essential in the Production of Fatty Liver and Hypertriglyceridemia in a High-
　　　Fat Diet-Fed Rat Model. Mol Nutr Food Res. 2022; 66(7): e2101115.

*81　https://www.nih.gov/news-events/nih-research-matters/how-high-fructose-intake-
　　　may-trigger-fatty-liver-disease#:~:text=Studies%20have%20linked%20excessive%20
　　　consumption,is%20stored%20in%20liver%20cells（2022年11月20日）

*82　https://www.alic.go.jp/joho-s/joho07_000154.html（2022年11月20日）

*83　https://www.manufacturing.net/operations/news/13181103/capri-sun-to-replace-
　　　highfructose-corn-syrup-with-sugar（2022年11月20日）

*84　https://www.fooddive.com/news/manufacturers-reformulate-with-sugar-as-consumers-
　　　sour-on-corn-syrup/449233/（2022年11月20日）

*85　https://vegetable.alic.go.jp/yasaijoho/senmon/1407_chosa01.html（2022年11月20日）

*86　https://frozenfoodpress.com/food-safety-checks5（2022年11月20日）

*87　農林水産省. https://www.maff.go.jp/j/press/shokuhin/recycle/211130.html
　　　（2022年11月20日）

*88　https://www.jstage.jst.go.jp/article/fstr/21/3/21_407/_html/-char/en（2022年11月20日）

*89　Shahbazkhani B, et al. Prevalence of Non-Celiac Gluten Sensitivity in Patients with
　　　Refractory Functional Dyspepsia: a Randomized Double-blind Placebo Controlled Trial. Sci
　　　Rep. 2020; 10(1): 2401.

*90　Barbaro MR, et al. Recent advances in understanding non-celiac gluten sensitivity.
　　　F1000Res. 2018 Oct 11; 7:1631.

*91　Taraghikhah N, et al. An updated overview of spectrum of gluten-related disorders: clinical
　　　and diagnostic aspects. BMC Gastroenterol. 2020; 20(1):258.

*92　Kazal LA Jr. Prevention of iron deficiency in infants and toddlers. Am Fam Physician. 2002;
　　　66(7): 1217-1224.

*93　Sadowitz PD, et al. Iron status and infant feeding practices in an urban ambulatory center.
　　　Pediatrics. 1983; 72(1):33-36.

*94   Tunnessen WW Jr, et al. Consequences of starting whole cow milk at 6 months of age. J Pediatr. 1987; 111(6 pt 1):813-816.

*95   Pizarro F, et al. Iron status with different infant feeding regimens: relevance to screening and prevention of iron deficiency. J Pediatr. 1991; 118(5):687-692.

*96   https://www.iarc.who.int/wp-content/uploads/2018/07/pr240_E.pdf（2022年11月20日）

*97   Zhong VW, et al. Associations of Processed Meat, Unprocessed Red Meat, Poultry, or Fish Intake With Incident Cardiovascular Disease and All-Cause Mortality. JAMA Intern Med. 2020; 180(4):503–512.

*98   https://www.uicc.org/news/how-interpret-iarc-findings-red-and-processed-meat-cancer-risk-factors#:~:text=The%2018%25%20increase%20means%20the,known%20as%20 %E2%80%9Crelative%20risk%E2%80%9D（2022年11月20日）

*99   Akhter F, et al. High Dietary Advanced Glycation End Products Impair Mitochondrial and Cognitive Function. J Alzheimers Dis. 2020;76(1):165-178.

*100   D'Cunha NM, et al. The Effects of Dietary Advanced Glycation End-Products on Neurocognitive and Mental Disorders. Nutrients. 2022; 14(12):2421.

*101   Carruth BR, et al. Prevalence of picky eaters among infants and toddlers and their caregivers' decisions about offering a new food. J Am Diet Assoc. 2004 Jan; 104 (1 suppl 1):57-64

*102   He FJ, et al. Salt reduction in the United Kingdom: a successful experiment in public health. J Hum Hyperten. 2014; 28(6):345-352.

*103   Shelton JF, et al. Neurodevelopmental Disorders and Prenatal Residential Proximity to Agricultural Pesticides: The CHARGE Study. Environ Health Perspect. 2014 Oct; 122(10):1103-1109.

*104   https://www.forbes.com/advisor/legal/product-liability/roundup-lawsuit-update/ （2022年11月20日）

*105   伊藤明子. 有機食品に対する日本の母親の意識調査:インターネット調査. 第74回日本公衆衛生学会総会. 2015 Nov.

*106   Yoshida J, et al. Association of night eating habits with metabolic syndrome and its components: a longitudinal study. BMC Public Health. 2018; 18(1):1366.

*107   Lopez-Minguez J, et al. Timing of Breakfast, Lunch, and Dinner. Effects on Obesity and Metabolic Risk. Nutrients. 2019; 11(11):2624.

*108   Ruddick-Collins LC, et al. The Big Breakfast Study: Chrono-nutrition influence on energy expenditure and bodyweight. Nutr Bull. 2018; 43(2): 174-183.

＊109 佐々木裕之ら. 時間栄養学的視点で健康な食生活リズム. 生化学. 2021; 93(1): 82-92.

＊110 Avery A, et al. Associations between children's diet quality and watching television during meal or snack consumption: A systematic review. Matern Child Nutr. 2017 Oct; 13(4):e12428.

＊111 https://www.jpeds.or.jp/modules/guidelines/index.php?content_id=123 （2022年11月20日）

＊112 堤ちはる.「食」を通じた子育て支援－幼児期からの食事に望むもの－.
小児保健研究. 2011; 70巻記念号:7-9.
https://www.jschild.med-all.net/Contents/private/cx3child/2011/0070s1/004/0007-0009.pdf
（2022年11月20日）

＊113 Chan ES, et al. Early introduction of foods to prevent food allergy. Allergy Asthma Clin Immunol. 2018; 14 (Suppl 2).

＊114 許斐亜紀ら. 鉄・亜鉛の単独および同時欠乏が血漿中各種ミネラル濃度に与える影響.
Biomed Res Trace Elements. 2007; 18(3) : 281-285.

＊115 Umar M, et al. Vitamin D and the Pathophysiology of Inflammatory Skin Diseases. Skin Pharmacol Physiol. 2018; 31(2):74-86.

＊116 Shams B, et al. The relationship of serum vitamin D and Zinc in a nationally representative sample of Iranian children and adolescents: The CASPIAN-III study. Med J Islam Repub Iran. 2016 Oct 18;30:430.

＊117 Huang TH, et al. Cosmetic and Therapeutic Applications of Fish Oil's Fatty Acids on the Skin. Mar Drugs. 2018 Jul 30; 16(8):256.

＊118 Abuelgasim H,et al. Effectiveness of honey for symptomatic relief in upper respiratory tract infections: a systematic review and meta-analysis. BMJ Evid Based Med. 2021; 26(2):57-64.

＊119 オクスフォード大学＋フィールド臨床神経科学部.
https://www.ndcn.ox.ac.uk/research/fmrib-plasticity-group/research-projects/fit-to-study
（2022年11月20日）

＊120 Erickson KI, et al. Exercise training increases size of hippocampus and improves memory. Proc Natl Acad Sci U.S.A. 2011 Feb 15; 108(7):3017-3022.

＊121 グラナダ大学. https://profith.ugr.es/activebrains?lang=en （2022年11月20日）

＊122 https://www.aao.org/eye-health/tips-prevention/screen-use-kids （2022年11月20日）

おわりに

　私は小児科医ですが、公衆衛生の専門医でもあります。最後に、公衆衛生を軸にしたお話をさせてください。

　新型コロナウイルスの感染拡大で「公衆衛生」という言葉をメディアで見聞きするようになったと思いますが、多くの方は、水や空気の汚染といった公害などを思い浮かべるようですね。
　公衆衛生は医学の一分野で、すべての人の健康を「集団として」考える領域です。
　7ページで「トータル・ヘルス・プロモーション」について触れましたが、これは公衆衛生の考え方の1つです。公衆衛生は社会医学でもあり、感染症の予防、健康寿命の延伸（元気で長生きするため）の研究、そして予防医学や健康教育などが含まれます。

　公衆衛生では「格差をなくすこと」も大切な領域です。
　日本は終戦後の経済成長を経て、1970年代には「一億総中流」という言葉があったように、ほかの国々と比べると社会的な格差が比較的小さい国でした。

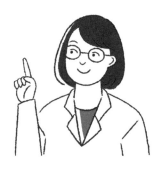

　ところがその後のバブル崩壊、平成不況、現在は新型コロナウイルス感染症の影響もあり、格差の広がりは否定できません。

　こんなデータがあります。

　1つの国、地域のなかの生活水準で比較したときに「周りの人と比べると、自分は貧乏だ」という状態の人の割合を「相対的貧困率」と呼びます（算出方法は厚生労働省あるいはOECDのサイトを参照）。

　2018年の日本の相対的貧困率は15.4%、すなわち約7人に1人が相対的貧困の状態です。また2017年のOECDのデータでは、日本の相対的貧困率はG7諸国のなかで米国に次いで2番目に高いことがわかりました。

　つまりこれは、G7各国のなかで日本に、より「格差が存在する」ことを意味します。

　格差をなくすためには「知識・教育・情報」が大切です。「教育」には義務教育がありますが、「知識・情報」を手に入れるには個人差があり、すべての人にはいきわたりません。

そういった意味では、食についての本を書くことは格差拡大につながるリスクがあります。本を読む人・読まない人、つまり知識・情報をもつ人、もたない人を作りだし、格差を広げてしまう可能性があるからです。これは非常に悩ましい問題です。

（ちなみに、格差を縮めるための１つの方法は、社会インフラの改善です）

　しかしクリニックの診察室で、不調に悩むお子さんやお母さん、お父さんと接していると、きちんとした情報を発信するべきだと思い至りました。

　公衆衛生の理念に、Health for All（すべての人に健康を）、そしてLeave no one behind（誰ひとり置きざりにしない）という言葉があります。小児科医であり、公衆衛生の専門医でもある私は、その思いをもって日々、患者さんと向き合っています。

　この本は、今の時点でわかっている研究に基づく情報で、「子どもの健康を作るための食」を広く共有するための第一歩として、著

しました。

　食べ物の選び方、食べ方について、最先端の知識に触れていただき、みなさまの毎日の生活に取り入れていただけたら……と願っています。

　食と栄養の知識をもとに、子どもたちのカラダ、心、脳がすこやかに発達しますように。

　そして社会全体が豊かになり、平和へと向かいますように。

　執筆期間中のさまざまなハプニングによって大幅に遅れてしまったにもかかわらず、常にやさしく根気強く調整してくださったダイヤモンド社の宮﨑さんと、エディポックの古川さんにこの場をお借りして感謝申し上げます。

2023年1月

いとうみつこ

[著者]

伊藤明子（いとう・みつこ）

小児科医、公衆衛生の専門医
赤坂ファミリークリニック院長。東京大学医学部附属病院小児科医。
東京大学大学院医学系研究科公衆衛生学／健康医療政策学教室客員研究員。NPO法人Healthy Children, Healthy Lives代表理事。
東京外国語大学卒、帝京大学医学部卒、東京大学大学院医学系研究科修了。
医師になる前から同時通訳者として天皇陛下や歴代首相、米国大統領の通訳を務め、現在も医学系会議を中心に活動している。通訳の仕事をしながら二児をもうけたあと、40歳で医学部を受験し、医師に。とくに子どもの食を医学的な観点から研究しており、海外の学術論文から日々最新の情報をアップデートしている。わかりやすい説明と親しみやすい人柄で子どもをもつ親からの信頼は厚く、メディア出演も多い。著書に『医師がすすめる 抗酸化ごま生活』（アスコム）などがある。

医師が教える

子どもの食事 50の基本
──脳と体に「最高の食べ方」「最悪の食べ方」

2023年1月10日　　第1刷発行
2024年7月16日　　第13刷発行

著　　者————伊藤明子
発行所————ダイヤモンド社
　　　　　　　〒150-8409　東京都渋谷区神宮前6-12-17
　　　　　　　https://www.diamond.co.jp/
　　　　　　　電話／03・5778・7233（編集）　03・5778・7240（販売）

ブックデザイン・カバーイラスト—鳴田小夜子（KOGUMA OFFICE）
本文・帯イラスト——川添むつみ
ＤＴＰ————エディポック
校正————ぷれす
製作進行————ダイヤモンド・グラフィック社
印刷————堀内印刷所（本文）・加藤文明社（カバー）
製本————ブックアート
編集協力————古川陽子（エディポック）
編集担当————宮﨑桃子